Ruppert & Mulot

La technique du périnée

Couleurs : Isabelle Merlet

AIRE LIBRE

Florent Ruppert dédie ce livre à Yasmine Dubois.

Merci à Salvatore Lista pour sa générosité et l'intelligence de ses conseils.

Merci à Isabelle Merlet pour ses pouvoirs magiques de coloriste.

Merci à Bastien Vives pour avoir dessiné les personnages sur le camion du rêve de JH.

Merci à Lisa Mandel, Astrid De La Chapelle, Leo Maret, Jeremy Piningre, Aude Picault, Jeremy Pradier, Anaïs Vaugelade, Gala Vanson, Charles Berberian, Romain Flizot, Julie et Emmanuel Bellegarde, Nine Antico, Alize De Pin, Dimitri Lecoussis, Vincent Pianina, Claire braud, Sunita Prasad, Laetitia Bech, Raphael Barban, Serge Stephan, Gabriela Jauregui, Julie Coutureau, Raphael Rabeau, Diane Chery, Haily, Guillaume Laugé pour leurs aides, leurs conseils et leur amour.

Merci à José-Louis Bocquet, Mathieu Poulhalec et toute l'équipe de Dupuis pour leur confiance et leur gentillesse.

Et merci à la sexologue Brigitte Muller pour confirmer que la technique du périnée est bonne pour la santé sans contre-indication du médecin.

Cet ouvrage bénéficie d'un tirage de tête numéroté
de 1 à 777 exemplaires.
Il est enrichi d'un dessin inédit imprimé sur Rives
Shetland blanc Naturel en 250g, signé par les auteurs.

D/2014/0089/145
ISBN 978-2-8001-6187-7

AIRE LIBRE
www.airelibre.dupuis.com

Maquette : Philippe Ghielmetti (illusions)

D/2014/0089/21
ISBN 978-2-8001-6079-5
ISSN 0774-5702

Imprimé en Belgique par Lesaffre.

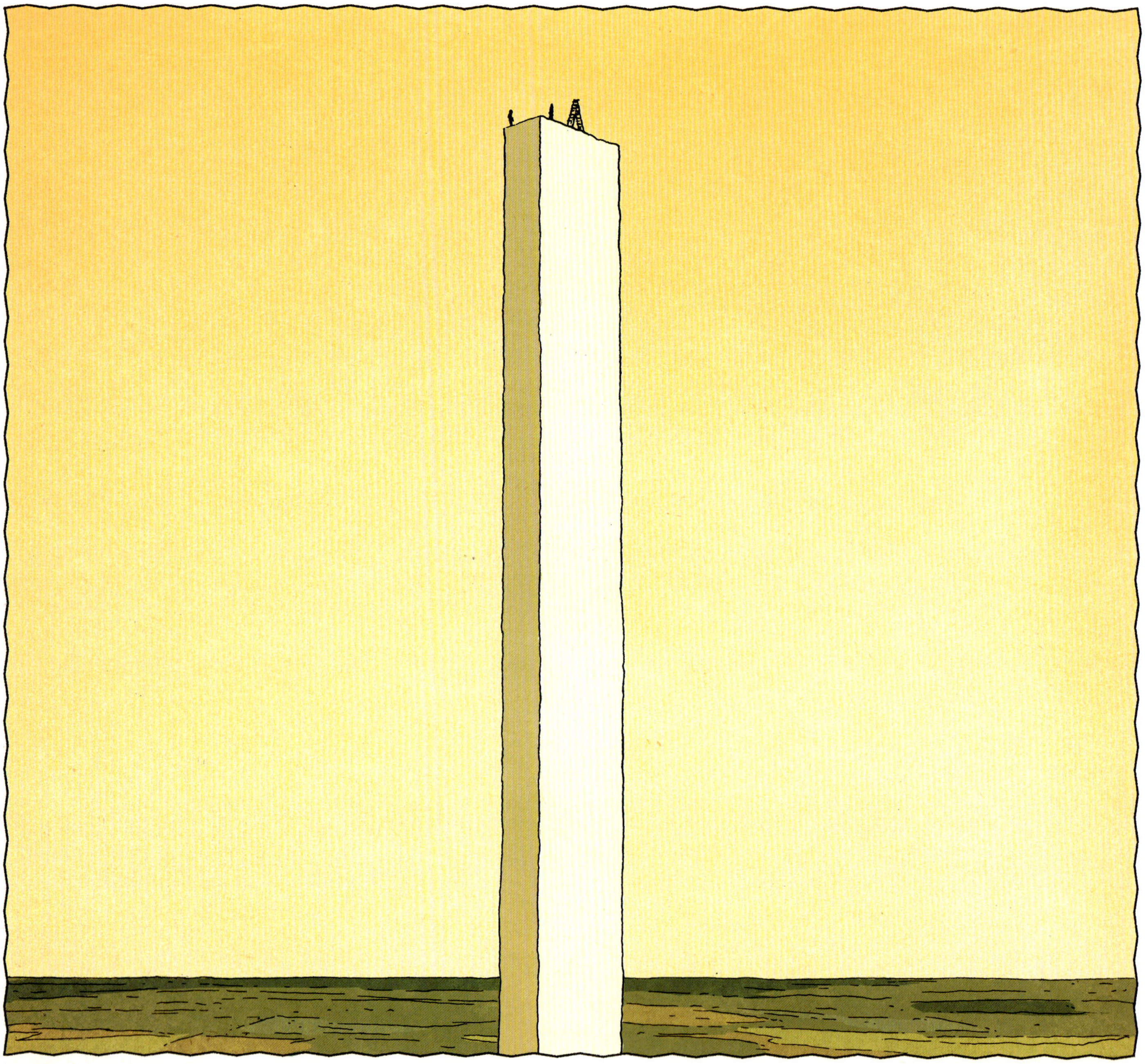

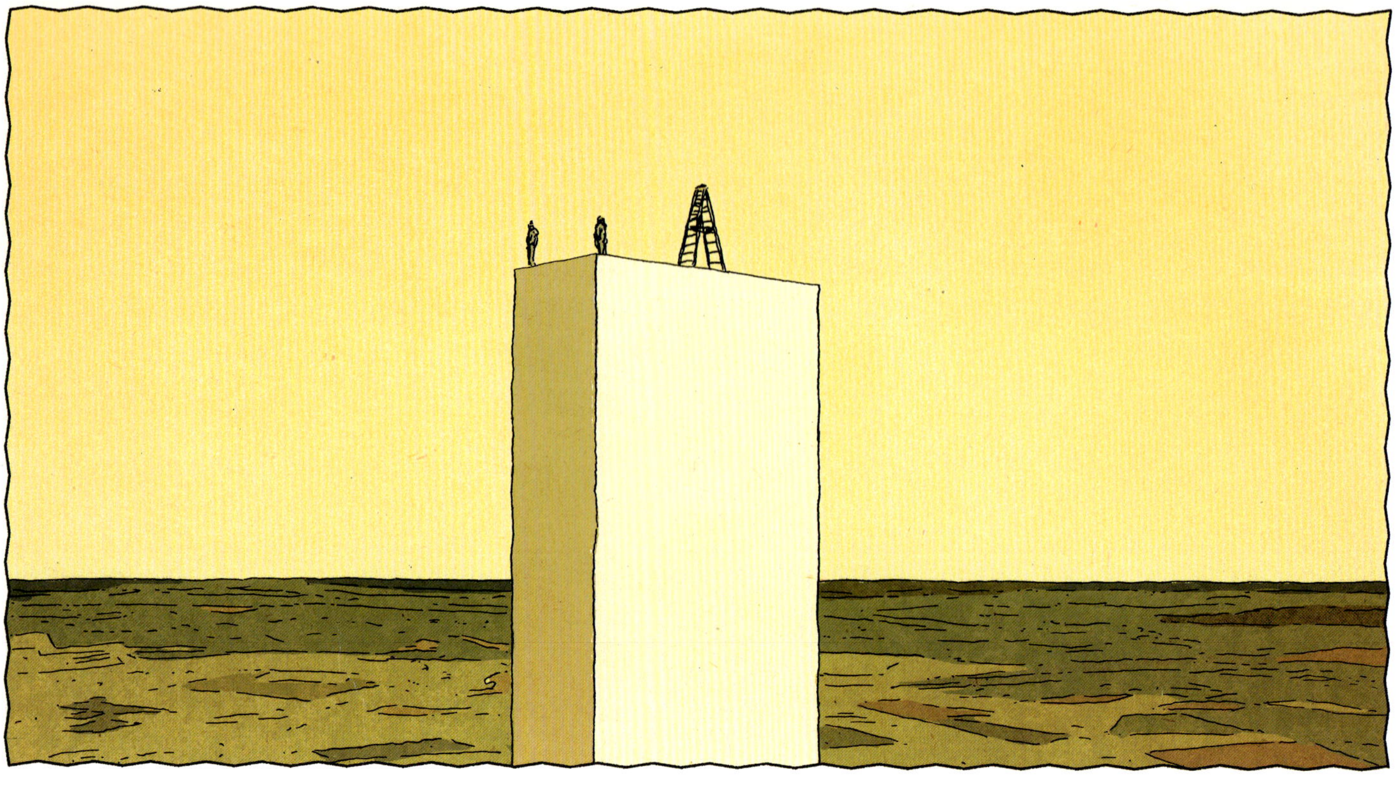

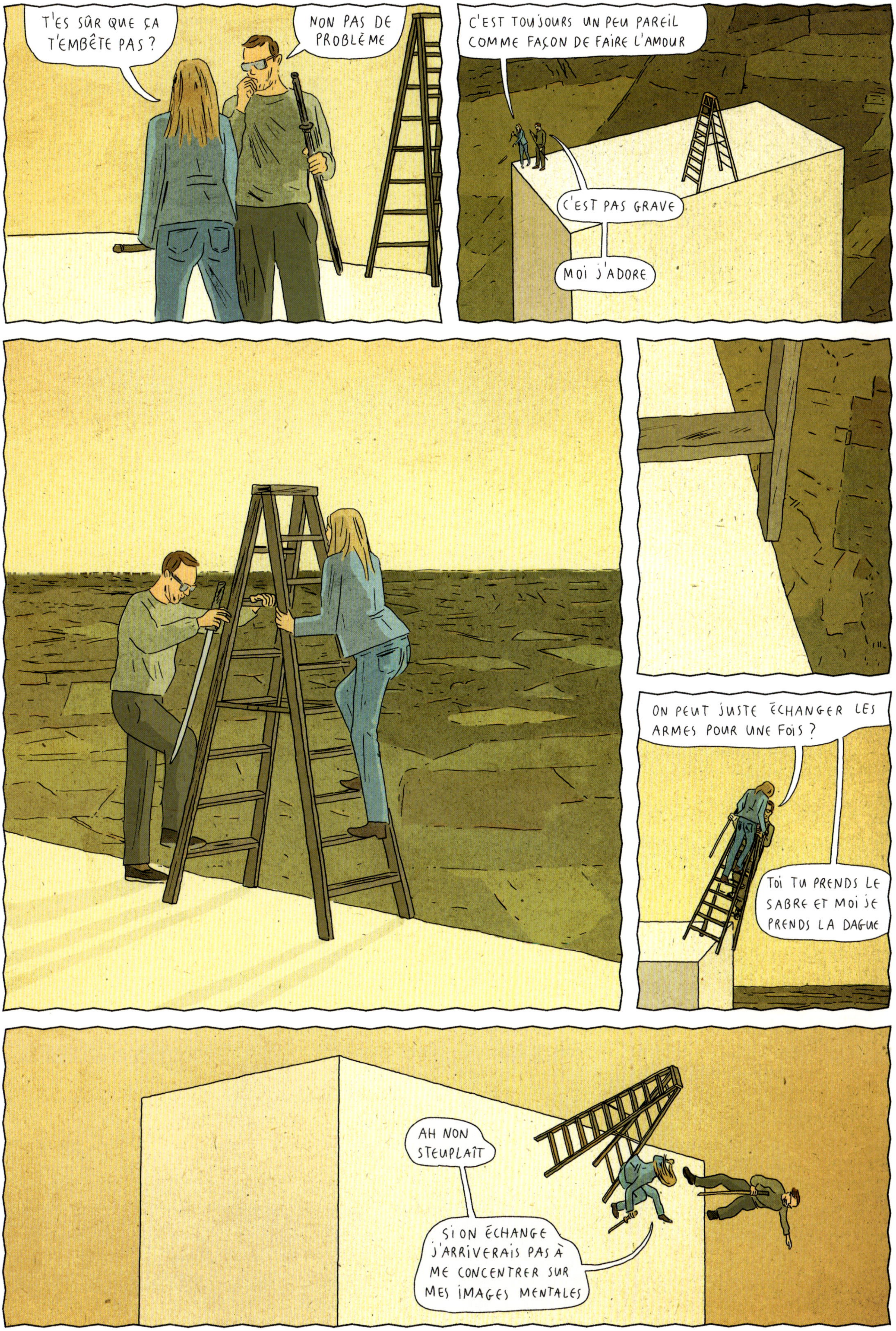
T'ES SÛR QUE ÇA T'EMBÊTE PAS ?
NON PAS DE PROBLÈME
C'EST TOUJOURS UN PEU PAREIL COMME FAÇON DE FAIRE L'AMOUR
C'EST PAS GRAVE
MOI J'ADORE
ON PEUT JUSTE ÉCHANGER LES ARMES POUR UNE FOIS ?
TOI TU PRENDS LE SABRE ET MOI JE PRENDS LA DAGUE
AH NON STEUPLAÎT
SI ON ÉCHANGE J'ARRIVERAIS PAS À ME CONCENTRER SUR MES IMAGES MENTALES

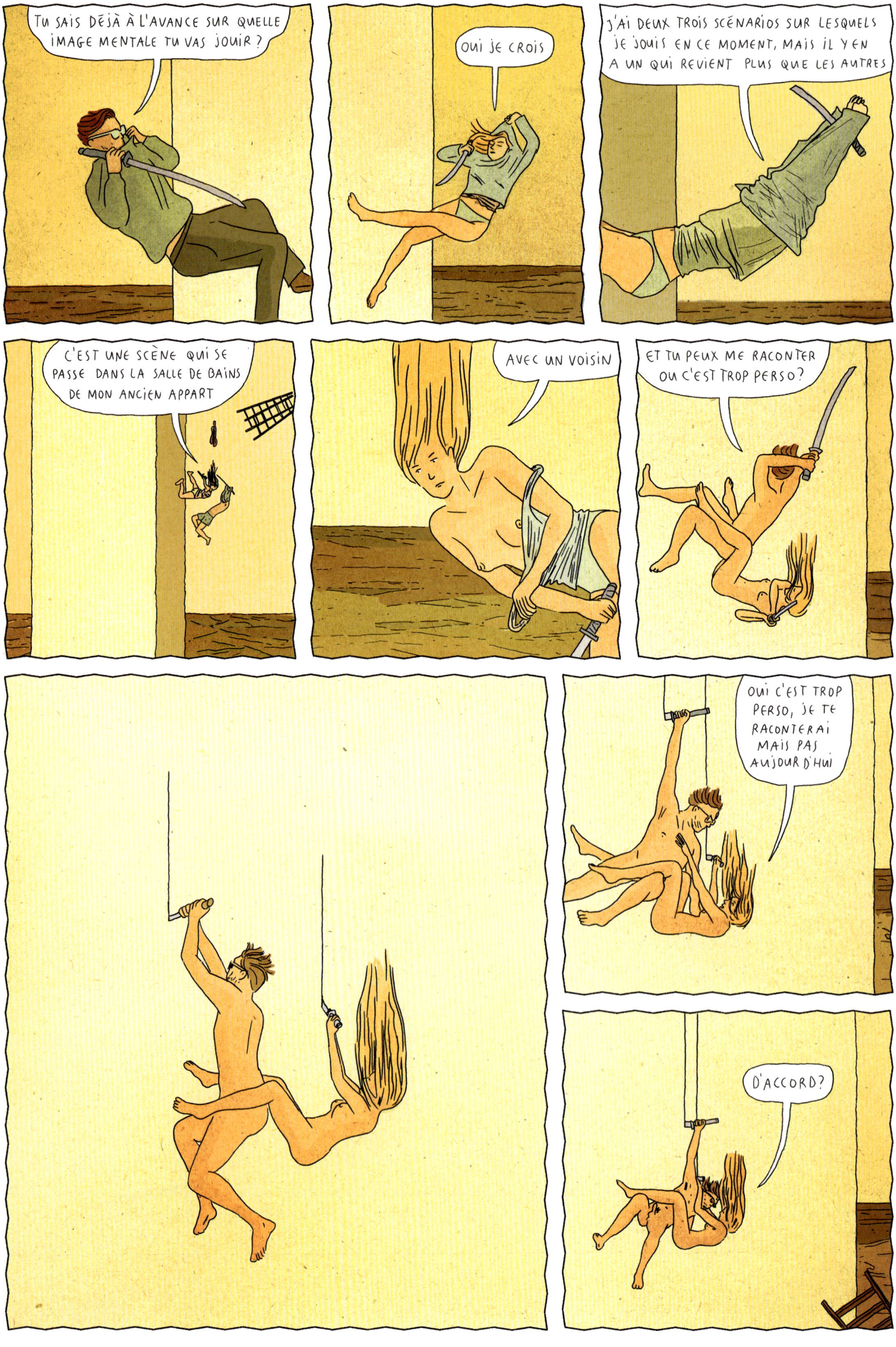
TU SAIS DÉJÀ À L'AVANCE SUR QUELLE IMAGE MENTALE TU VAS JOUIR ?
OUI JE CROIS
J'AI DEUX TROIS SCÉNARIOS SUR LESQUELS JE JOUIS EN CE MOMENT, MAIS IL Y EN A UN QUI REVIENT PLUS QUE LES AUTRES
C'EST UNE SCÈNE QUI SE PASSE DANS LA SALLE DE BAINS DE MON ANCIEN APPART
AVEC UN VOISIN
ET TU PEUX ME RACONTER OU C'EST TROP PERSO ?
OUI C'EST TROP PERSO, JE TE RACONTERAI MAIS PAS AUJOURD'HUI
D'ACCORD ?

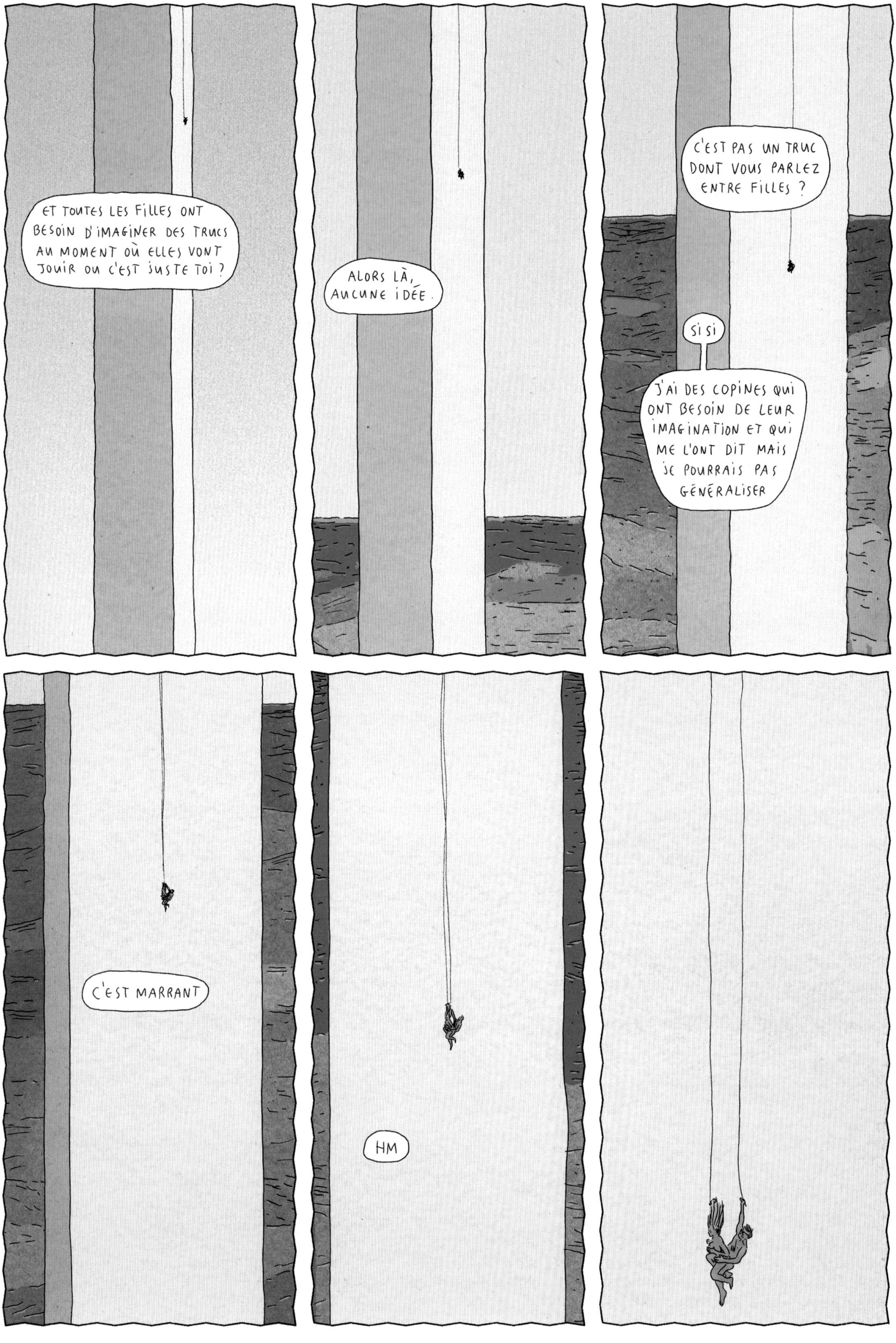
ET TOUTES LES FILLES ONT BESOIN D'IMAGINER DES TRUCS AU MOMENT OÙ ELLES VONT JOUIR OU C'EST JUSTE TOI ?
ALORS LÀ, AUCUNE IDÉE.
C'EST PAS UN TRUC DONT VOUS PARLEZ ENTRE FILLES ?
SI SI
J'AI DES COPINES QUI ONT BESOIN DE LEUR IMAGINATION ET QUI ME L'ONT DIT MAIS JE POURRAIS PAS GÉNÉRALISER
C'EST MARRANT
HM

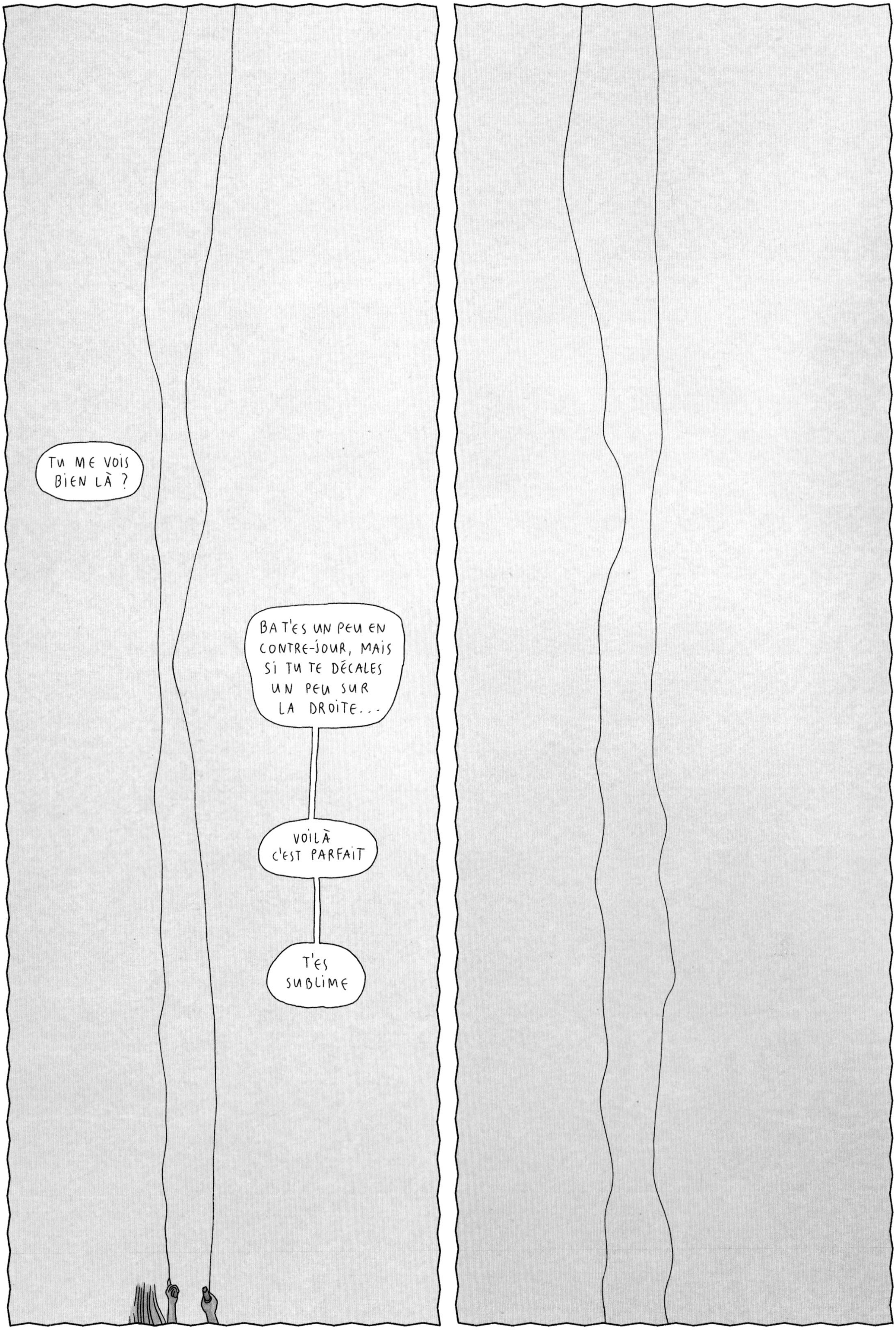
TU ME VOIS BIEN LÀ ?
BA T'ES UN PEU EN CONTRE-JOUR, MAIS SI TU TE DÉCALES UN PEU SUR LA DROITE...
VOILÀ C'EST PARFAIT
T'ES SUBLIME

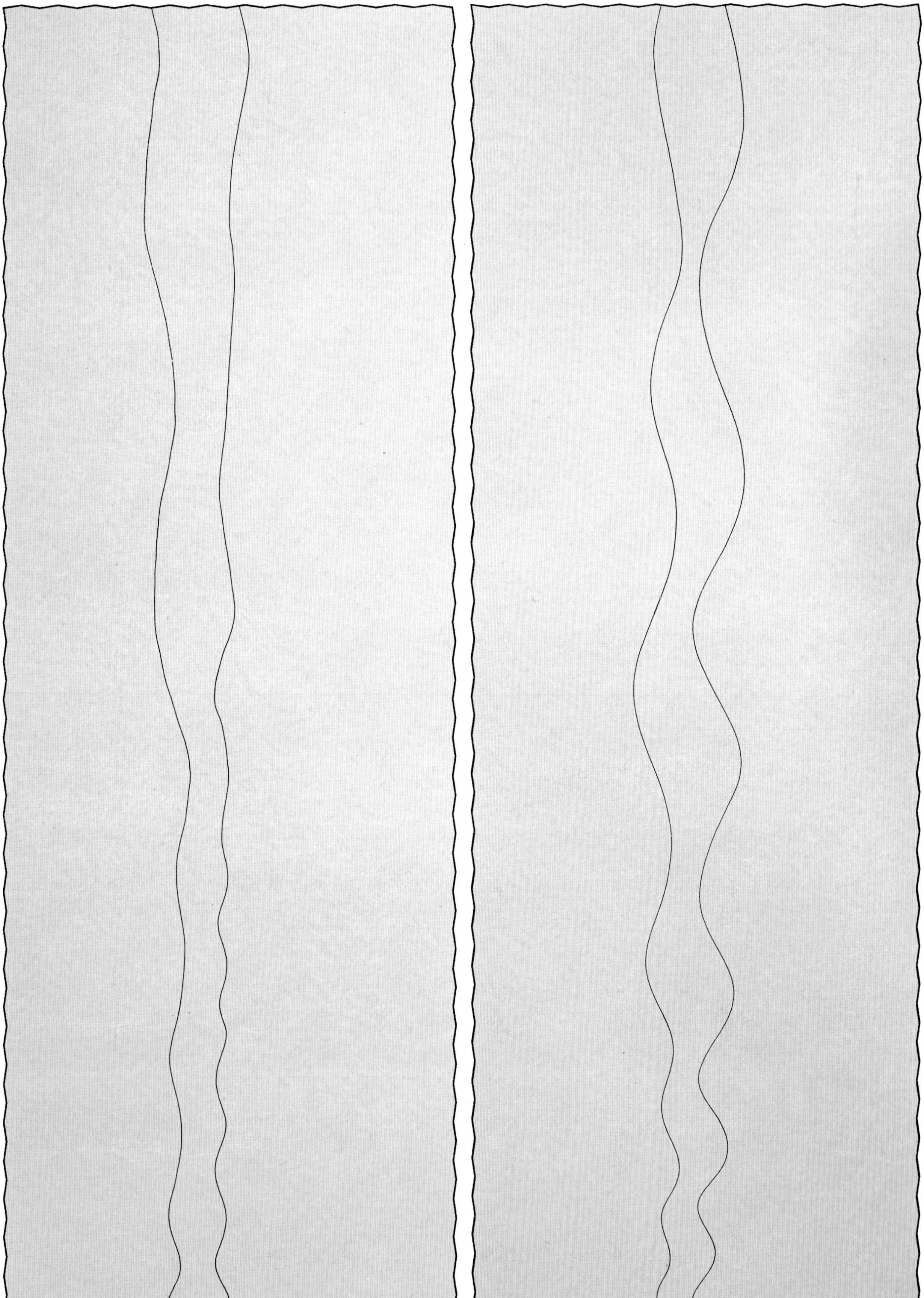

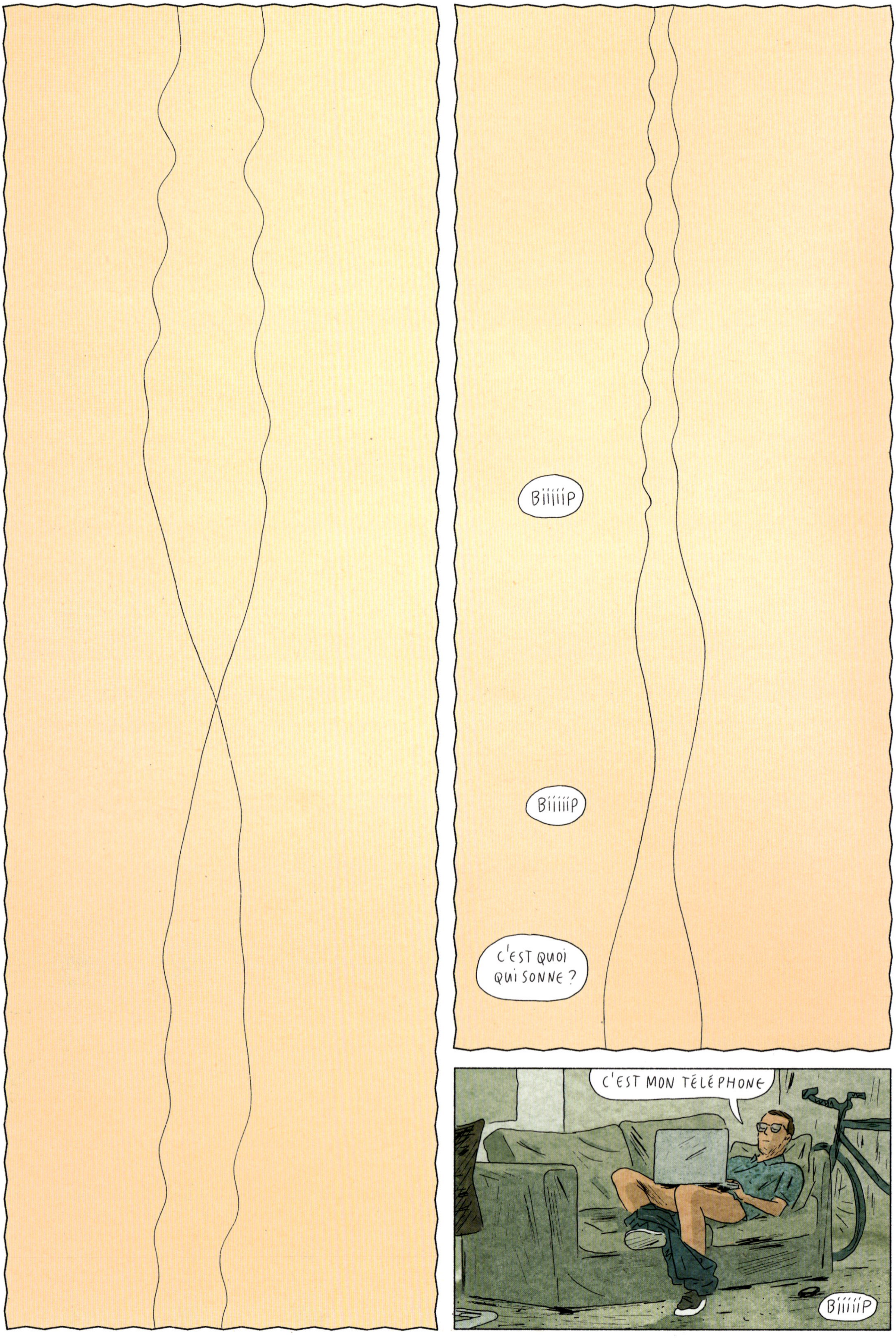
Biiiiip
Biiiiip
C'EST QUOI QUI SONNE ?
C'EST MON TÉLÉPHONE
Biiiiip

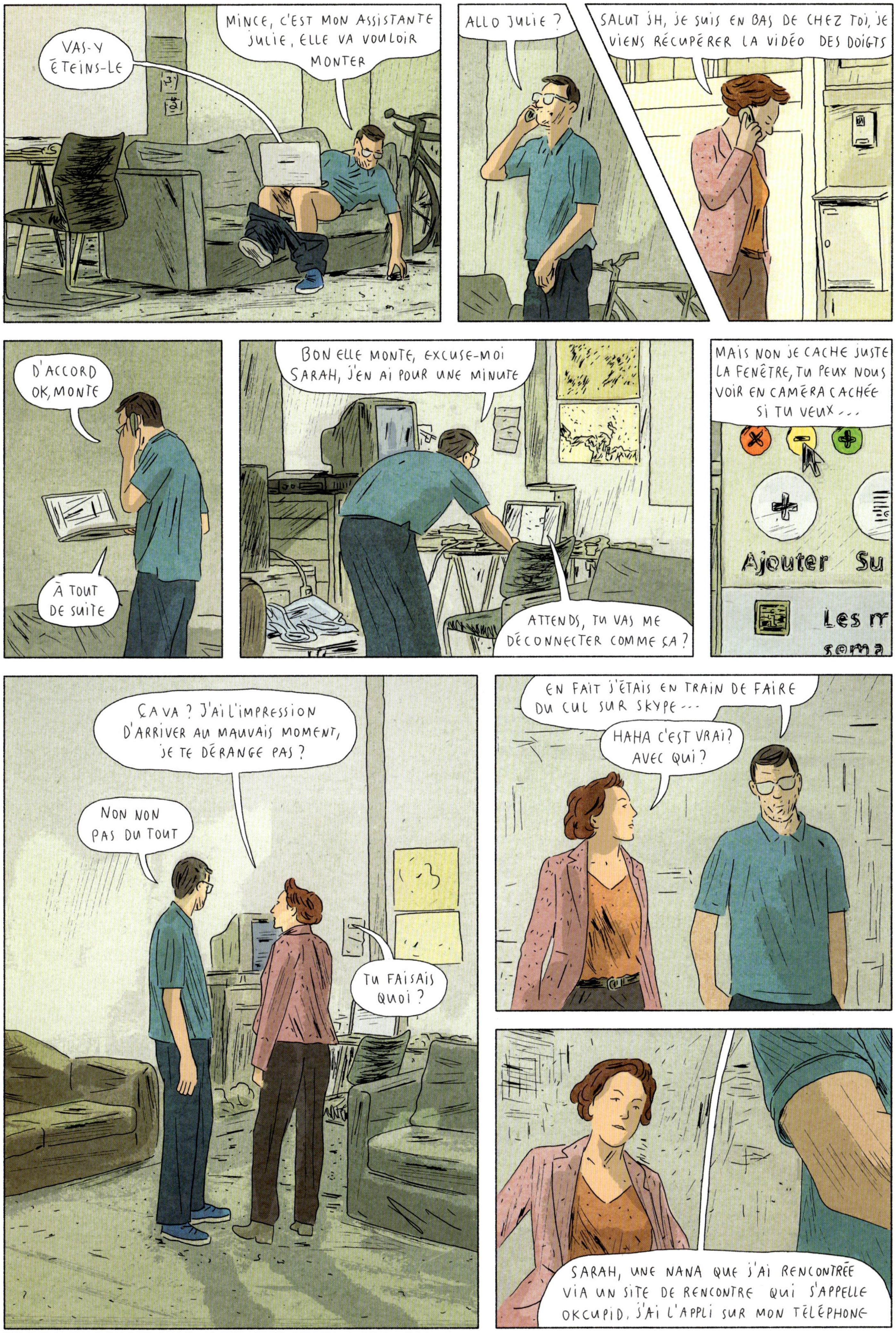
MINCE, C'EST MON ASSISTANTE JULIE, ELLE VA VOULOIR MONTER
VAS-Y ÉTEINS-LE
ALLO JULIE ?
SALUT JH, JE SUIS EN BAS DE CHEZ TOI, JE VIENS RÉCUPÉRER LA VIDÉO DES DOIGTS
D'ACCORD OK, MONTE
À TOUT DE SUITE
BON ELLE MONTE, EXCUSE-MOI SARAH, J'EN AI POUR UNE MINUTE
ATTENDS, TU VAS ME DÉCONNECTER COMME ÇA ?
MAIS NON JE CACHE JUSTE LA FENÊTRE, TU PEUX NOUS VOIR EN CAMÉRA CACHÉE SI TU VEUX...
Ajouter
ÇA VA ? J'AI L'IMPRESSION D'ARRIVER AU MAUVAIS MOMENT, JE TE DÉRANGE PAS ?
NON NON PAS DU TOUT
TU FAISAIS QUOI ?
EN FAIT J'ÉTAIS EN TRAIN DE FAIRE DU CUL SUR SKYPE...
HAHA C'EST VRAI ? AVEC QUI ?
SARAH, UNE NANA QUE J'AI RENCONTRÉE VIA UN SITE DE RENCONTRE QUI S'APPELLE OKCUPID, J'AI L'APPLI SUR MON TÉLÉPHONE

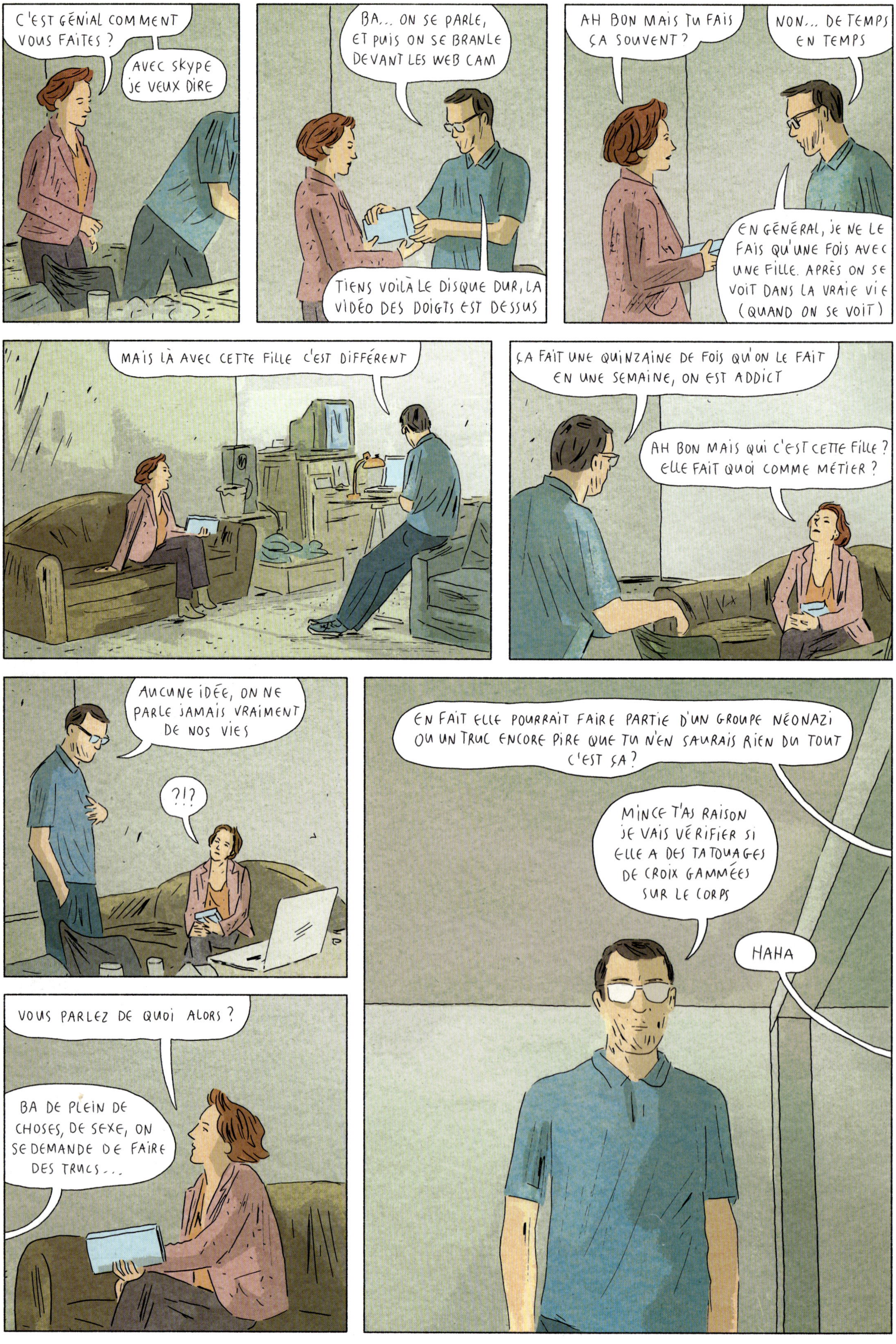
C'EST GÉNIAL COMMENT VOUS FAITES ?
AVEC SKYPE JE VEUX DIRE
BA... ON SE PARLE, ET PUIS ON SE BRANLE DEVANT LES WEB CAM
TIENS VOILÀ LE DISQUE DUR, LA VIDÉO DES DOIGTS EST DESSUS
AH BON MAIS TU FAIS ÇA SOUVENT ?
NON... DE TEMPS EN TEMPS
EN GÉNÉRAL, JE NE LE FAIS QU'UNE FOIS AVEC UNE FILLE. APRÈS ON SE VOIT DANS LA VRAIE VIE (QUAND ON SE VOIT)
MAIS LÀ AVEC CETTE FILLE C'EST DIFFÉRENT
ÇA FAIT UNE QUINZAINE DE FOIS QU'ON LE FAIT EN UNE SEMAINE, ON EST ADDICT
AH BON MAIS QUI C'EST CETTE FILLE ? ELLE FAIT QUOI COMME MÉTIER ?
AUCUNE IDÉE, ON NE PARLE JAMAIS VRAIMENT DE NOS VIES
?!?
VOUS PARLEZ DE QUOI ALORS ?
BA DE PLEIN DE CHOSES, DE SEXE, ON SE DEMANDE DE FAIRE DES TRUCS...
EN FAIT ELLE POURRAIT FAIRE PARTIE D'UN GROUPE NÉONAZI OU UN TRUC ENCORE PIRE QUE TU N'EN SAURAIS RIEN DU TOUT C'EST ÇA ?
MINCE T'AS RAISON JE VAIS VÉRIFIER SI ELLE A DES TATOUAGES DE CROIX GAMMÉES SUR LE CORPS
HAHA

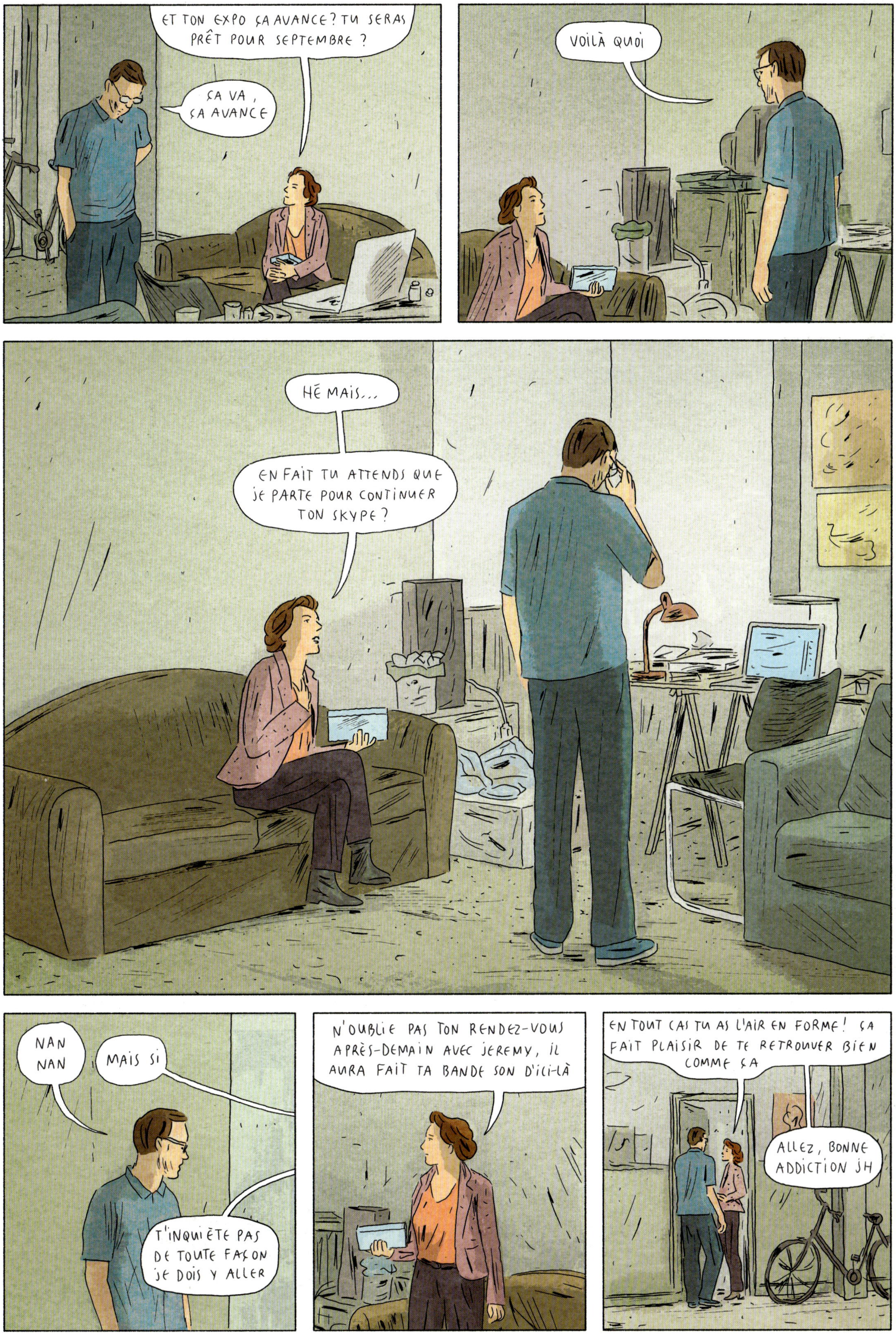
ET TON EXPO ÇA AVANCE? TU SERAS PRÊT POUR SEPTEMBRE ?
ÇA VA, ÇA AVANCE
VOILÀ QUOI
HÉ MAIS...
EN FAIT TU ATTENDS QUE JE PARTE POUR CONTINUER TON SKYPE?
NAN NAN
MAIS SI
T'INQUIÈTE PAS DE TOUTE FAÇON JE DOIS Y ALLER
N'OUBLIE PAS TON RENDEZ-VOUS APRÈS-DEMAIN AVEC JEREMY, IL AURA FAIT TA BANDE SON D'ICI-LÀ
EN TOUT CAS TU AS L'AIR EN FORME! ÇA FAIT PLAISIR DE TE RETROUVER BIEN COMME ÇA
ALLEZ, BONNE ADDICTION JH

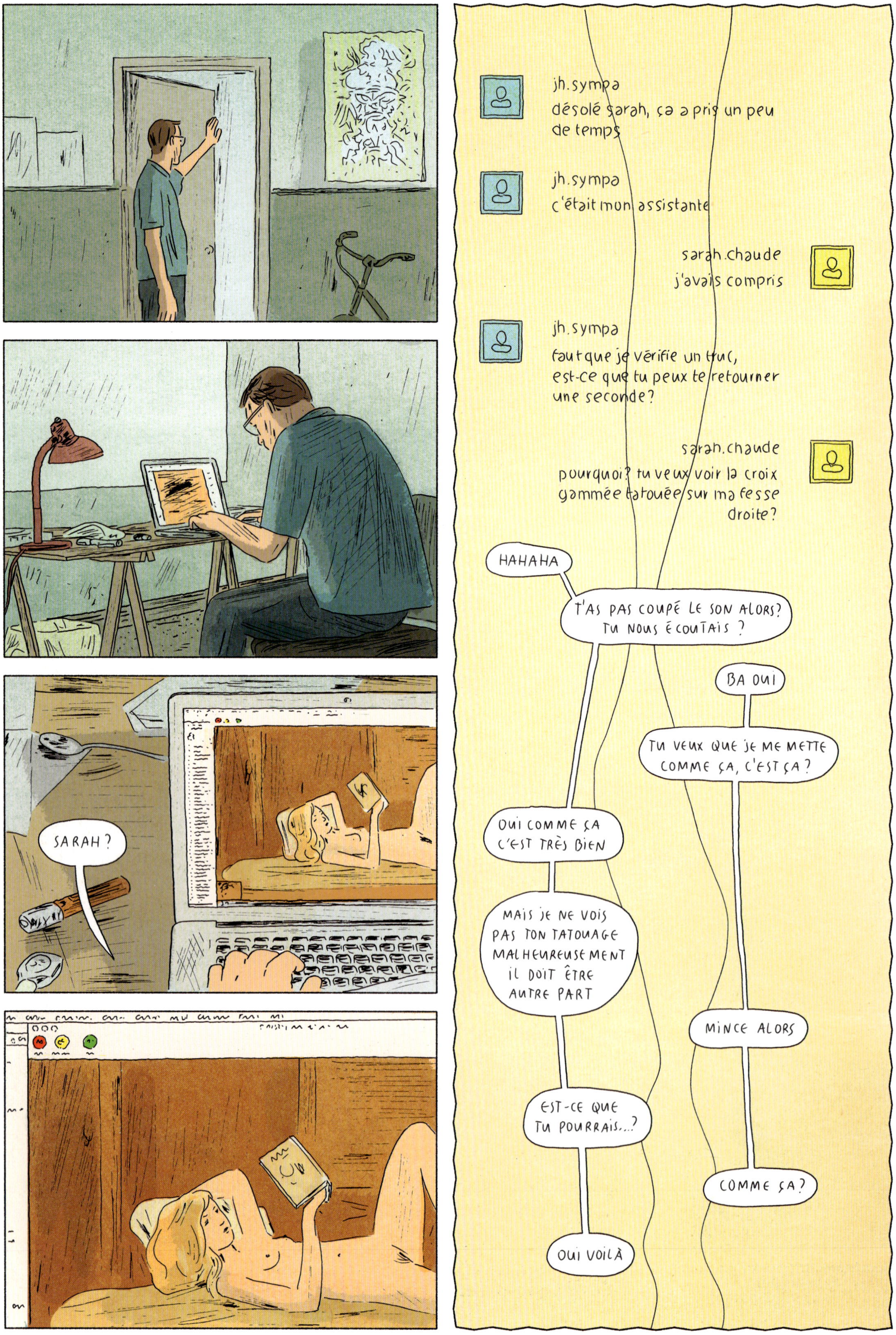
SARAH ?
jh.sympa
désolé sarah, ça a pris un peu de temps
jh.sympa
c'était mon assistante
sarah.chaude
j'avais compris
jh.sympa
faut que je vérifie un truc, est-ce que tu peux te retourner une seconde?
sarah.chaude
pourquoi? tu veux voir la croix gammée tatouée sur ma fesse droite?
HAHAHA
T'AS PAS COUPÉ LE SON ALORS? TU NOUS ÉCOUTAIS ?
BA OUI
TU VEUX QUE JE ME METTE COMME ÇA, C'EST ÇA ?
OUI COMME ÇA C'EST TRÈS BIEN
MAIS JE NE VOIS PAS TON TATOUAGE MALHEUREUSEMENT IL DOIT ÊTRE AUTRE PART
MINCE ALORS
EST-CE QUE TU POURRAIS...?
COMME ÇA?
OUI VOILÀ

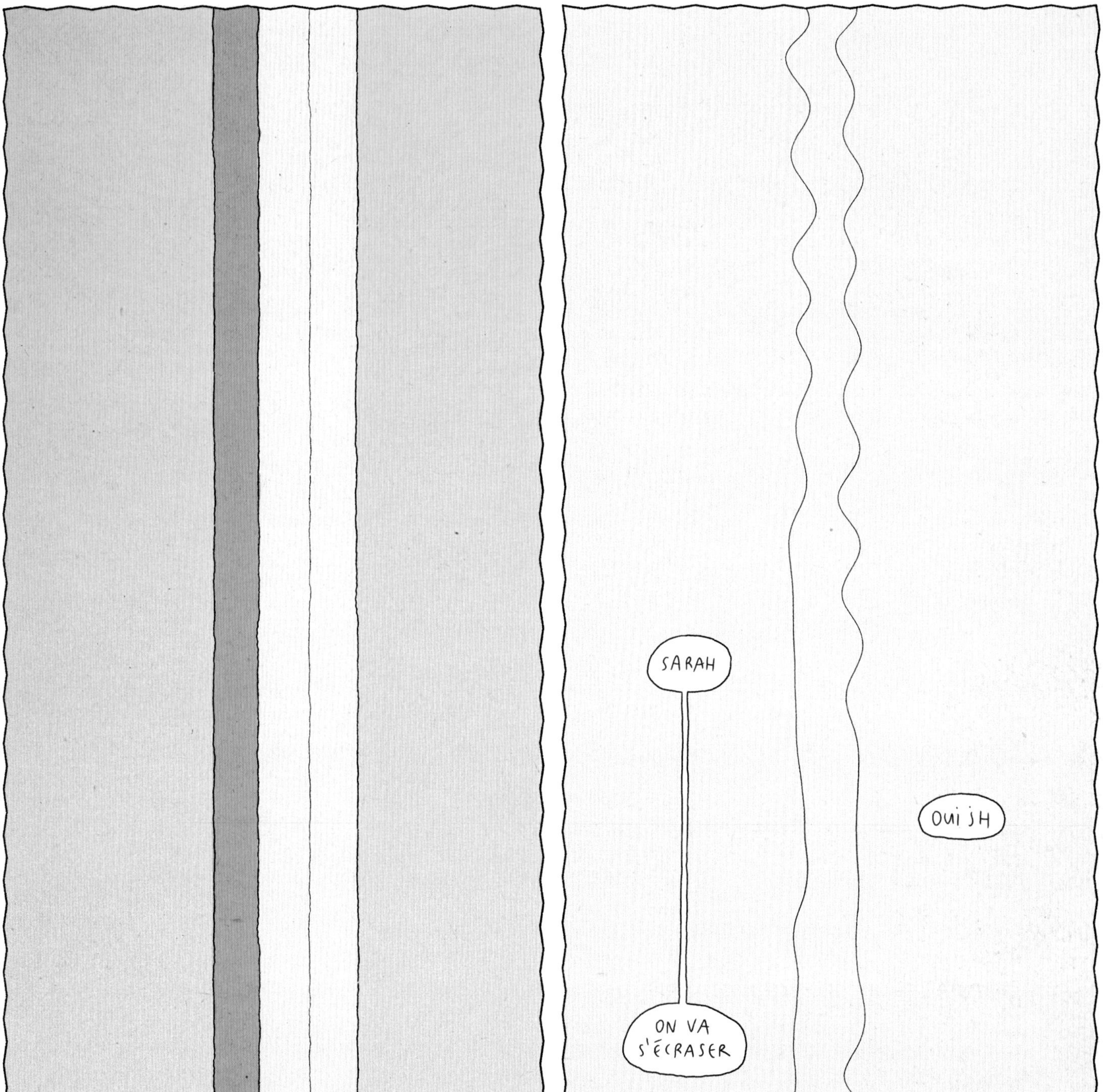
SARAH
ON VA S'ÉCRASER
OUI JH

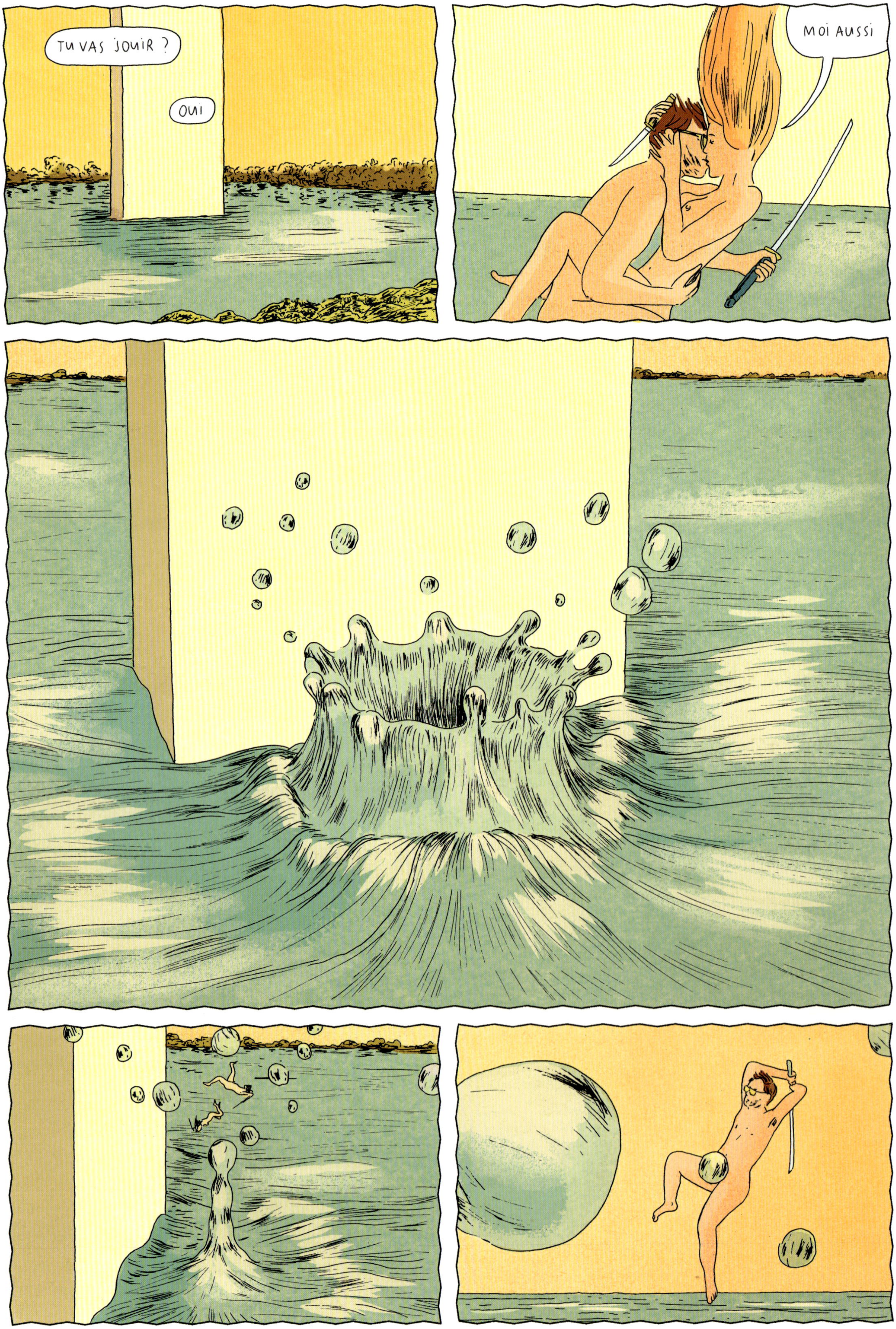
TU VAS JOUIR ?
OUI
MOI AUSSI

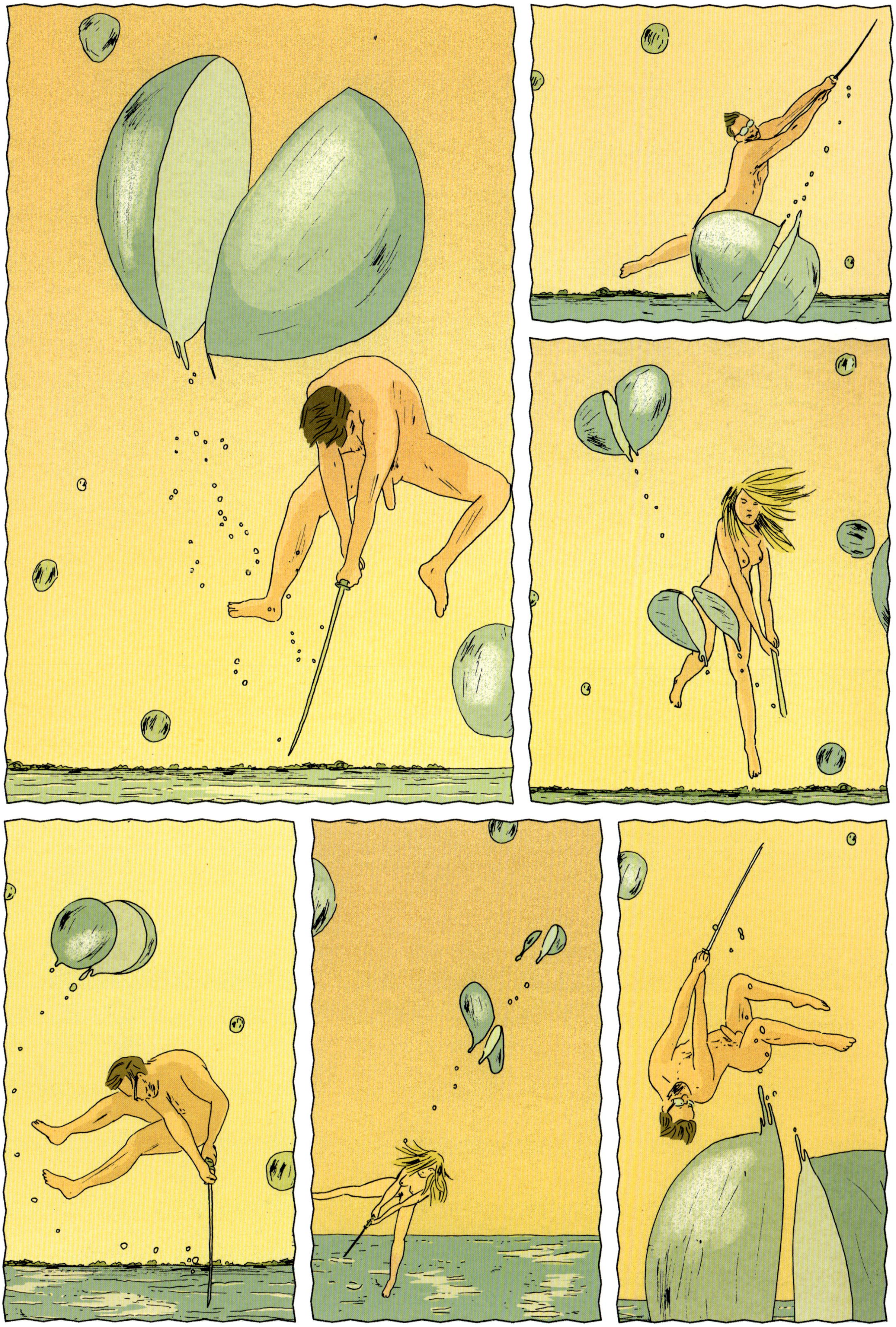

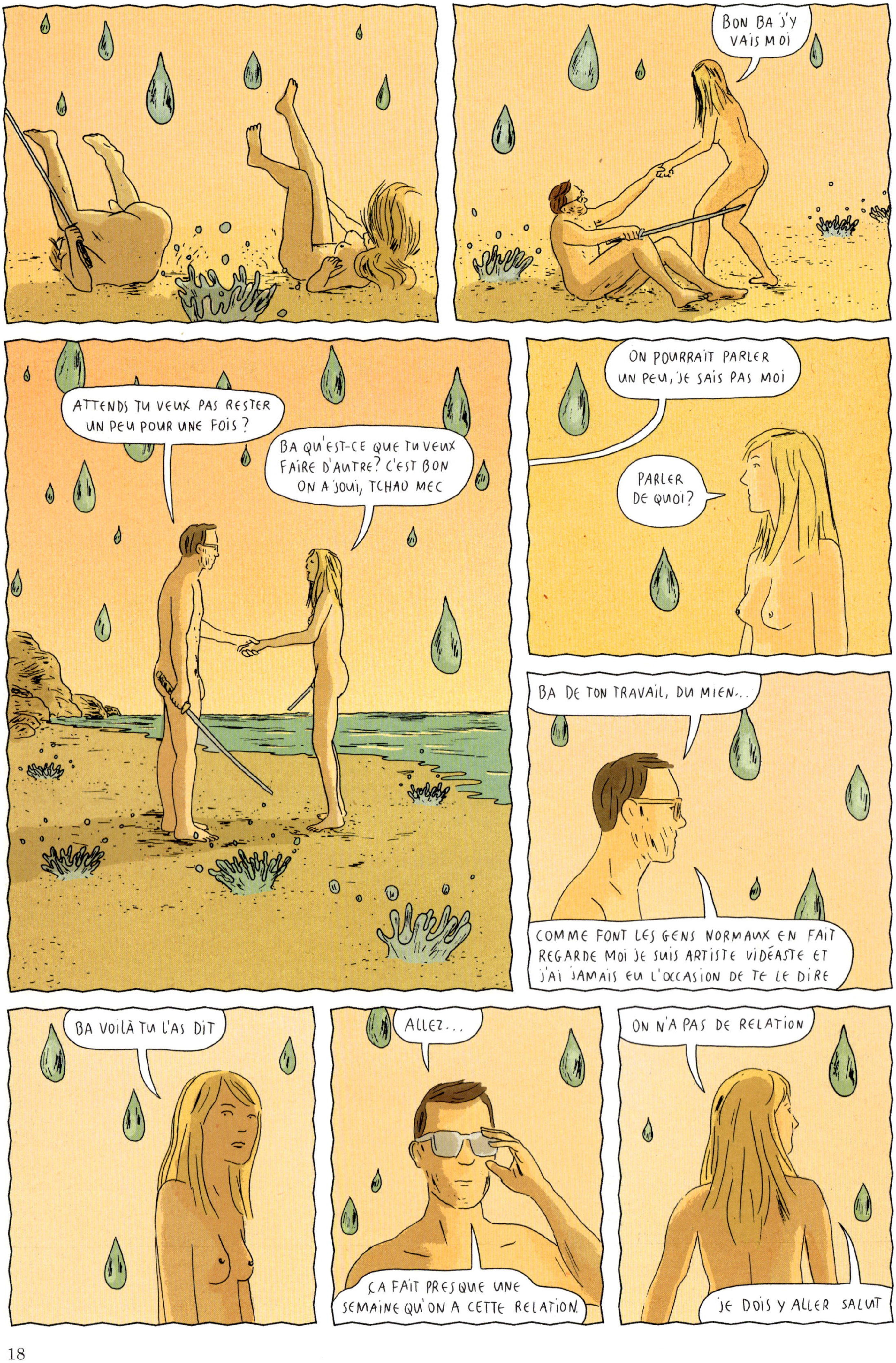
BON BA J'Y VAIS MOI
ATTENDS TU VEUX PAS RESTER UN PEU POUR UNE FOIS ?
BA QU'EST-CE QUE TU VEUX FAIRE D'AUTRE? C'EST BON ON A JOUI, TCHAO MEC
ON POURRAIT PARLER UN PEU, JE SAIS PAS MOI
PARLER DE QUOI?
BA DE TON TRAVAIL, DU MIEN...
COMME FONT LES GENS NORMAUX EN FAIT REGARDE MOI JE SUIS ARTISTE VIDÉASTE ET J'AI JAMAIS EU L'OCCASION DE TE LE DIRE
BA VOILÀ TU L'AS DIT
ALLEZ...
ÇA FAIT PRESQUE UNE SEMAINE QU'ON A CETTE RELATION
ON N'A PAS DE RELATION
JE DOIS Y ALLER SALUT

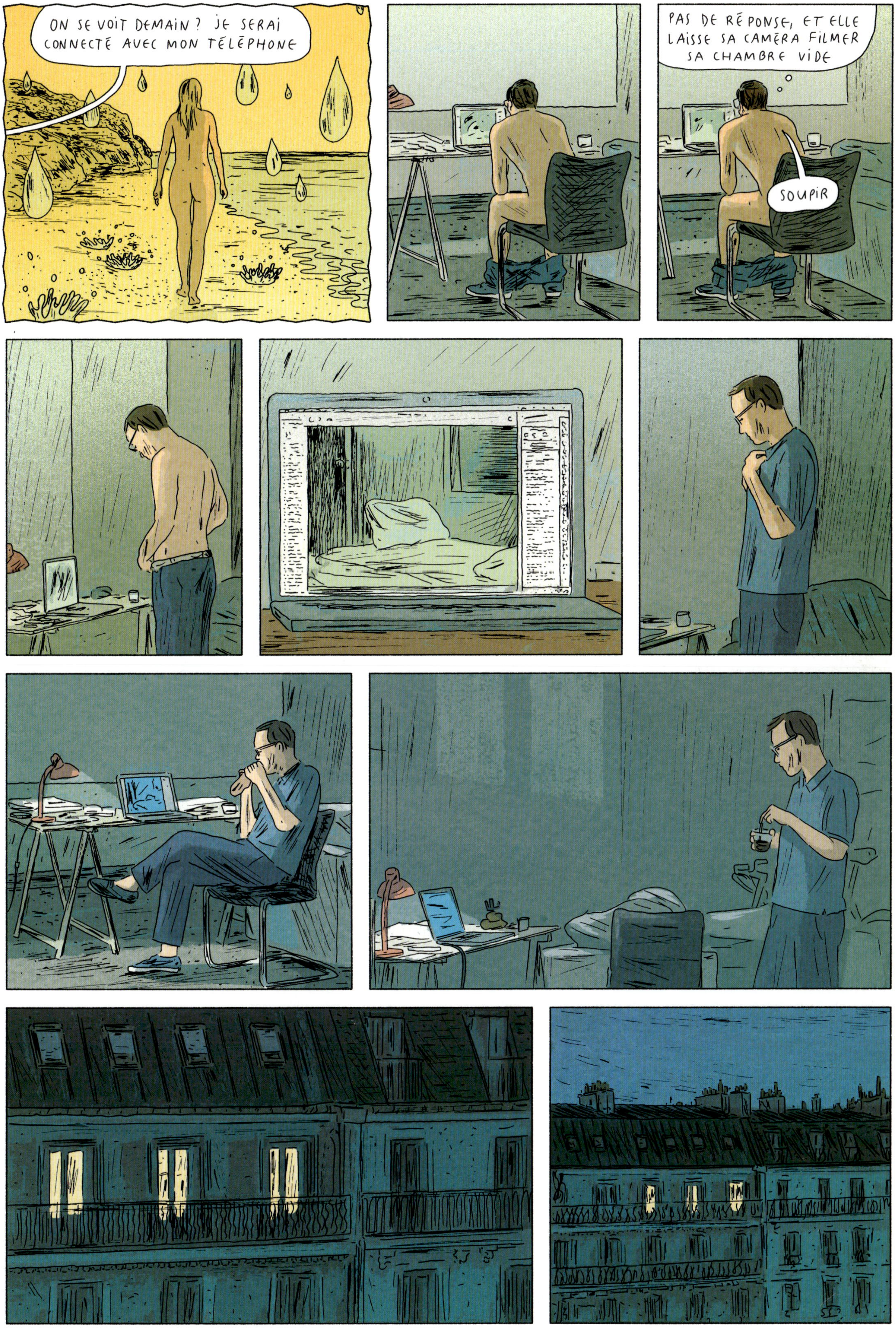
ON SE VOIT DEMAIN ? JE SERAI CONNECTÉ AVEC MON TÉLÉPHONE
PAS DE RÉPONSE, ET ELLE LAISSE SA CAMÉRA FILMER SA CHAMBRE VIDE
SOUPIR

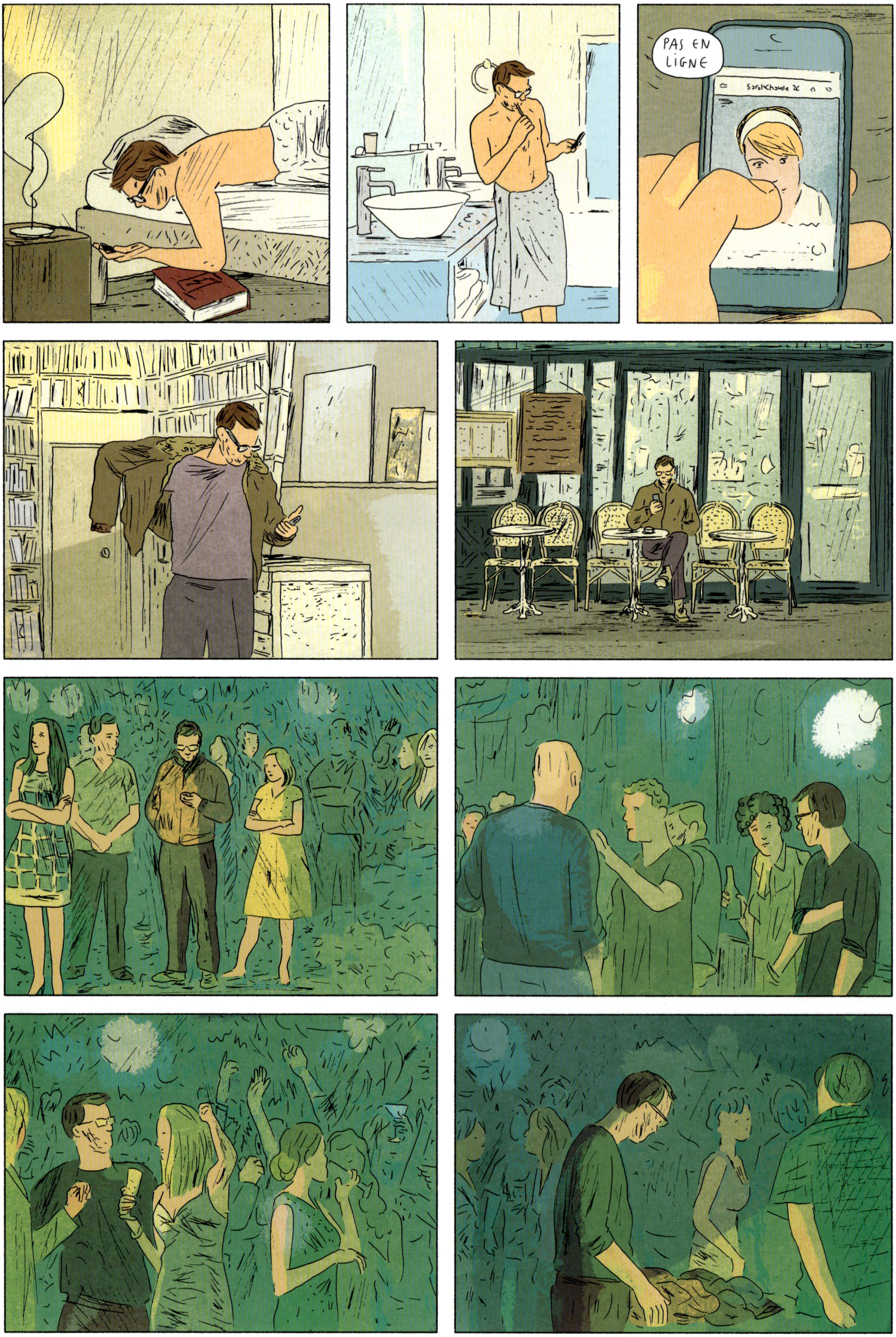
PAS EN LIGNE
SarahChaude 26

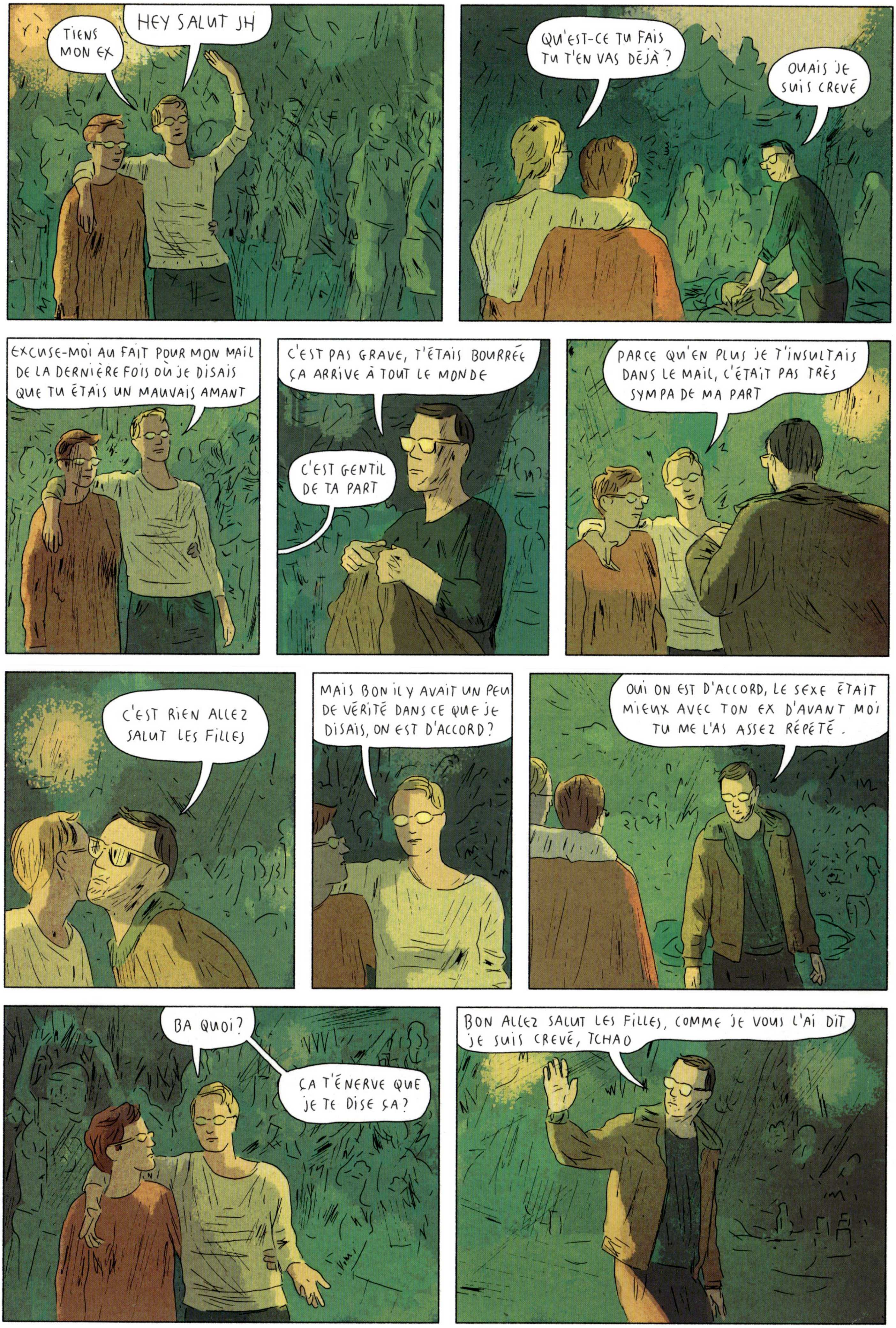
TIENS MON EX
HEY SALUT JH
QU'EST-CE TU FAIS TU T'EN VAS DÉJÀ ?
OUAIS JE SUIS CREVÉ
EXCUSE-MOI AU FAIT POUR MON MAIL DE LA DERNIÈRE FOIS OÙ JE DISAIS QUE TU ÉTAIS UN MAUVAIS AMANT
C'EST PAS GRAVE, T'ÉTAIS BOURRÉE ÇA ARRIVE À TOUT LE MONDE
C'EST GENTIL DE TA PART
PARCE QU'EN PLUS JE T'INSULTAIS DANS LE MAIL, C'ÉTAIT PAS TRÈS SYMPA DE MA PART
C'EST RIEN ALLEZ SALUT LES FILLES
MAIS BON IL Y AVAIT UN PEU DE VÉRITÉ DANS CE QUE JE DISAIS, ON EST D'ACCORD ?
OUI ON EST D'ACCORD, LE SEXE ÉTAIT MIEUX AVEC TON EX D'AVANT MOI TU ME L'AS ASSEZ RÉPÉTÉ.
BA QUOI ?
ÇA T'ÉNERVE QUE JE TE DISE ÇA ?
BON ALLEZ SALUT LES FILLES, COMME JE VOUS L'AI DIT JE SUIS CREVÉ, TCHAO

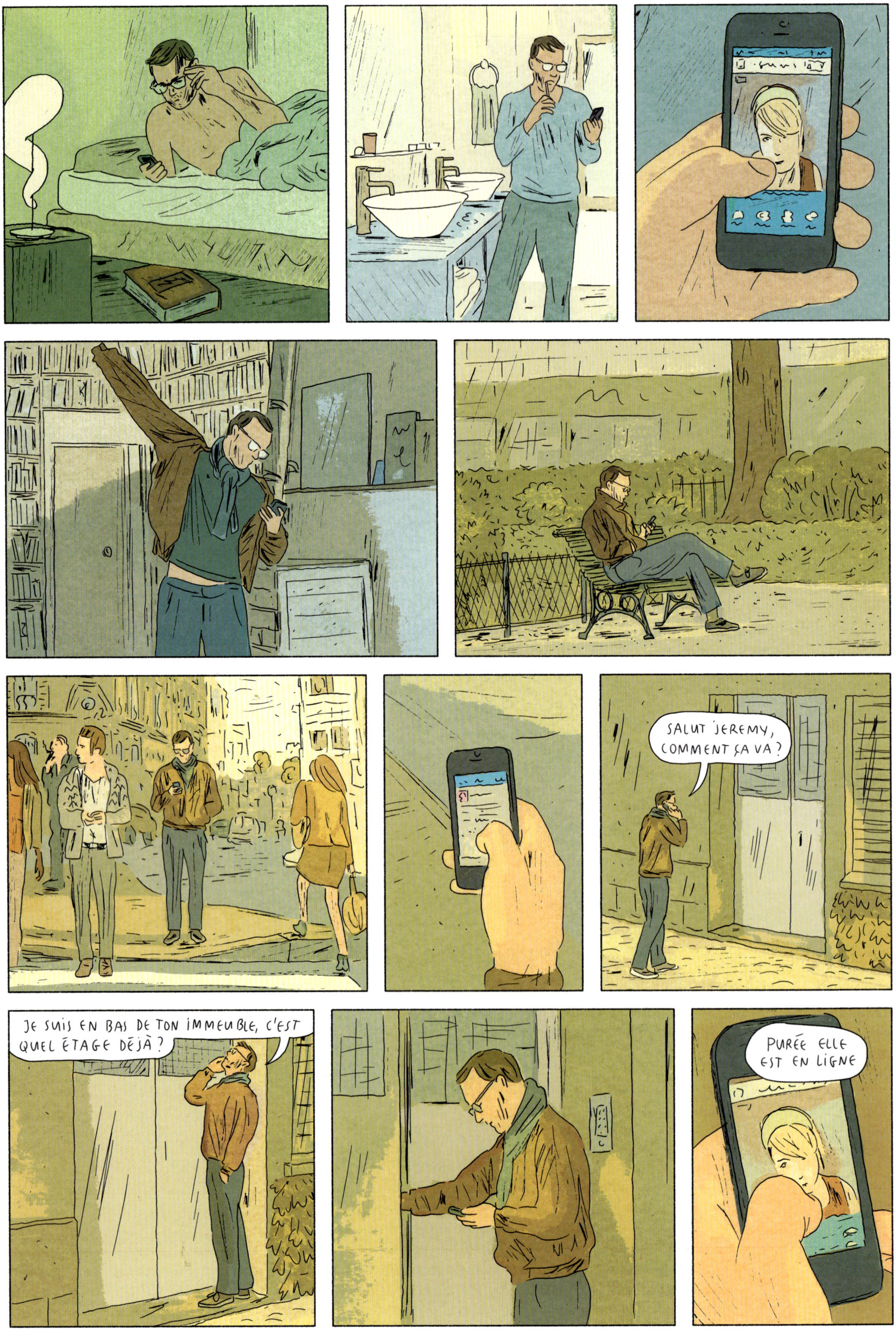
SALUT JEREMY, COMMENT ÇA VA ?
JE SUIS EN BAS DE TON IMMEUBLE, C'EST QUEL ÉTAGE DÉJÀ ?
PURÉE ELLE EST EN LIGNE

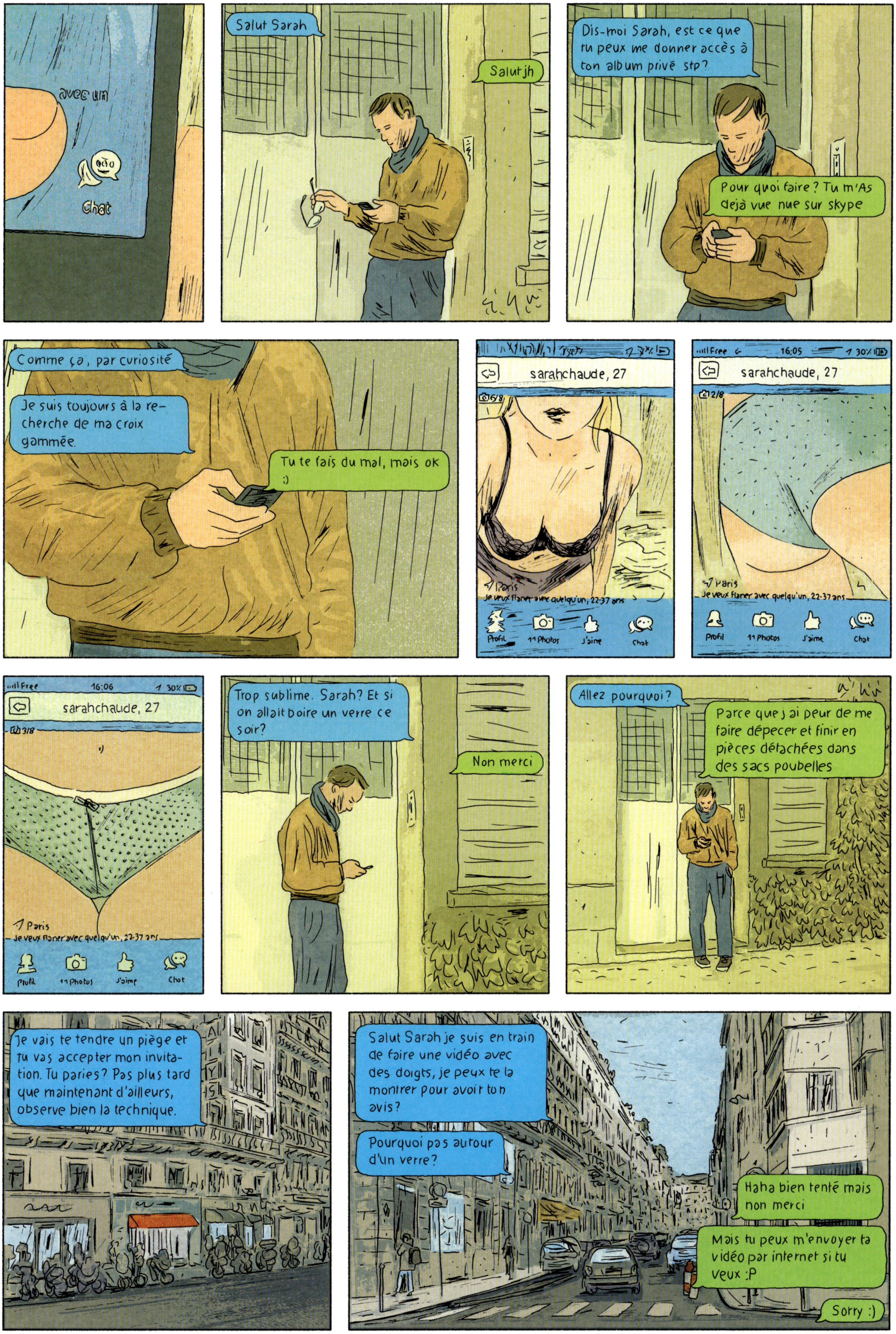
avec un
Chat
Salut Sarah
Salut jh
Dis-moi Sarah, est ce que tu peux me donner accès à ton album privé stp?
Pour quoi faire? Tu m'As déjà vue nue sur skype
Comme ça, par curiosité
Je suis toujours à la recherche de ma croix gammée.
Tu te fais du mal, mais ok :)
sarahchaude, 27
Paris
Je veux flaner avec quelqu'un, 22-37 ans
Profil
11 Photos
J'aime
Chat
Free 16:05 30%
sarahchaude, 27
Paris
Je veux flaner avec quelqu'un, 22-37 ans
Profil
11 Photos
J'aime
Chat
Free 16:06 30%
sarahchaude, 27
Paris
Je veux flaner avec quelqu'un, 22-37 ans
Profil
11 Photos
J'aime
Chat
Trop sublime. Sarah? Et si on allait boire un verre ce soir?
Non merci
Allez pourquoi?
Parce que j'ai peur de me faire dépecer et finir en pièces détachées dans des sacs poubelles
Je vais te tendre un piège et tu vas accepter mon invitation. Tu paries? Pas plus tard que maintenant d'ailleurs, observe bien la technique.
Salut Sarah je suis en train de faire une vidéo avec des doigts, je peux te la montrer pour avoir ton avis?
Pourquoi pas autour d'un verre?
Haha bien tenté mais non merci
Mais tu peux m'envoyer ta vidéo par internet si tu veux :P
Sorry :)

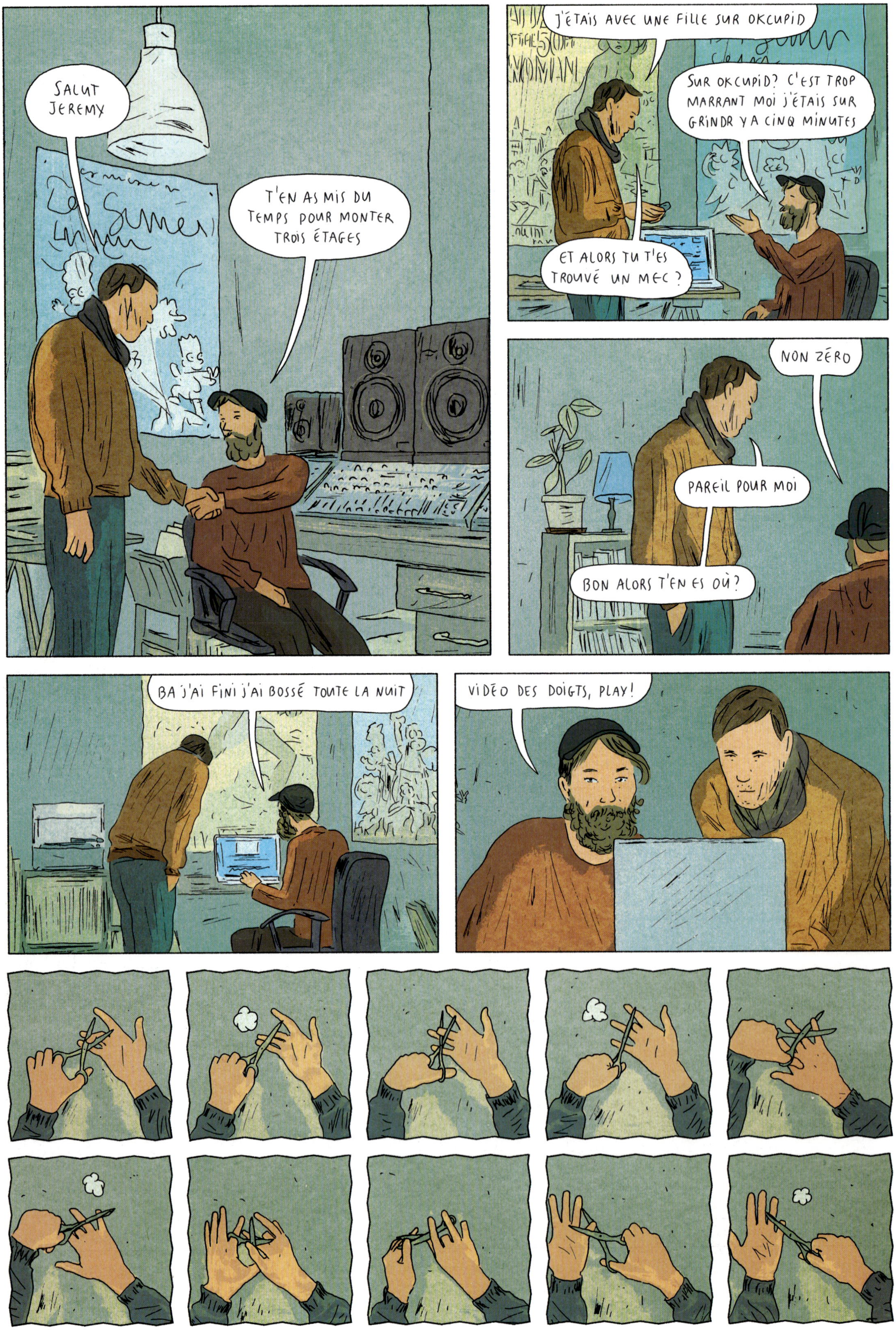
SALUT JEREMY
T'EN AS MIS DU TEMPS POUR MONTER TROIS ÉTAGES
J'ÉTAIS AVEC UNE FILLE SUR OKCUPID
SUR OKCUPID ? C'EST TROP MARRANT MOI J'ÉTAIS SUR GRINDR Y A CINQ MINUTES
ET ALORS TU T'ES TROUVÉ UN MEC ?
NON ZÉRO
PAREIL POUR MOI
BON ALORS T'EN ES OÙ ?
BA J'AI FINI J'AI BOSSÉ TOUTE LA NUIT
VIDÉO DES DOIGTS, PLAY !

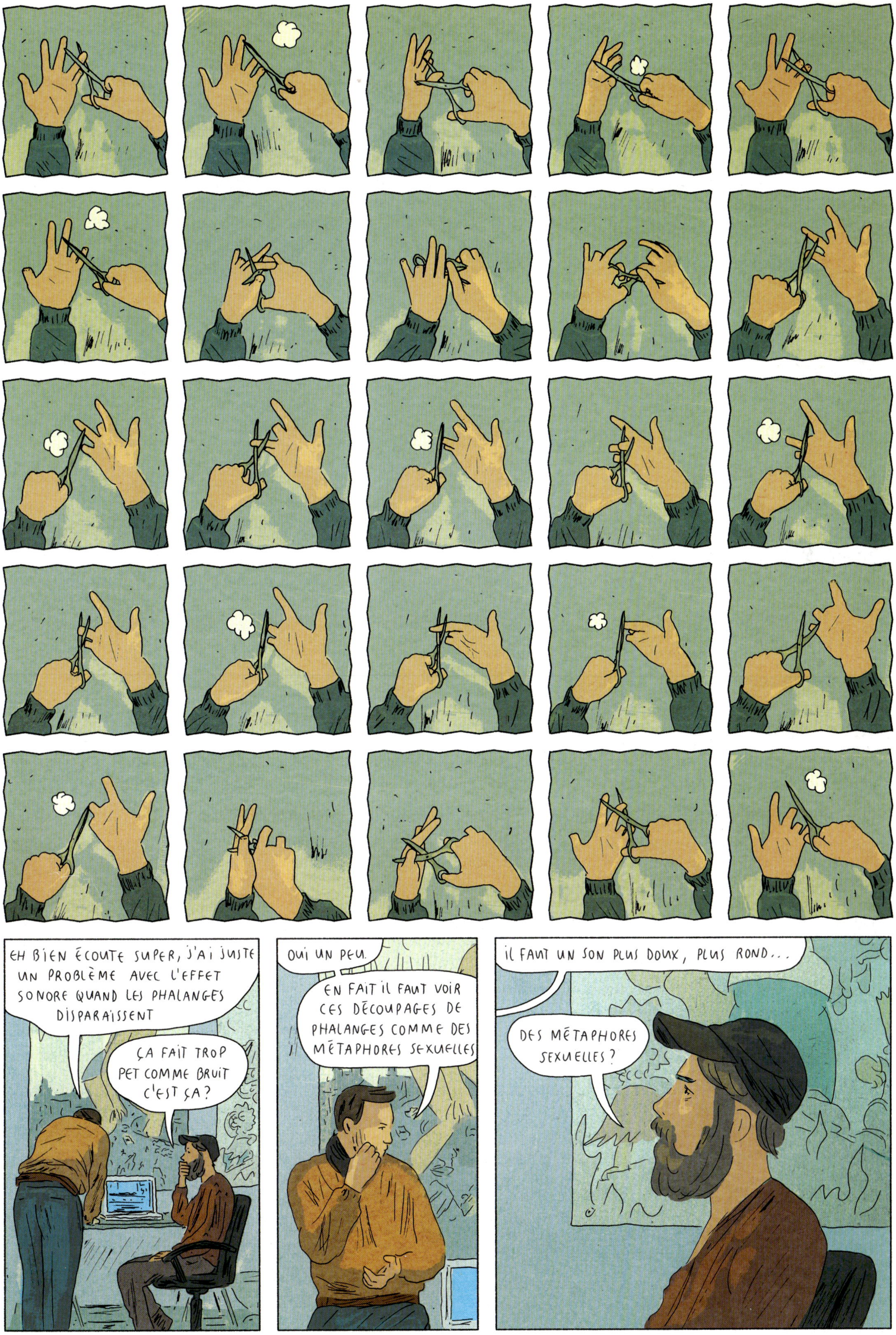
EH BIEN ÉCOUTE SUPER, J'AI JUSTE UN PROBLÈME AVEC L'EFFET SONORE QUAND LES PHALANGES DISPARAISSENT
ÇA FAIT TROP PET COMME BRUIT C'EST ÇA ?
OUI UN PEU.
EN FAIT IL FAUT VOIR CES DÉCOUPAGES DE PHALANGES COMME DES MÉTAPHORES SEXUELLES
IL FAUT UN SON PLUS DOUX, PLUS ROND...
DES MÉTAPHORES SEXUELLES ?

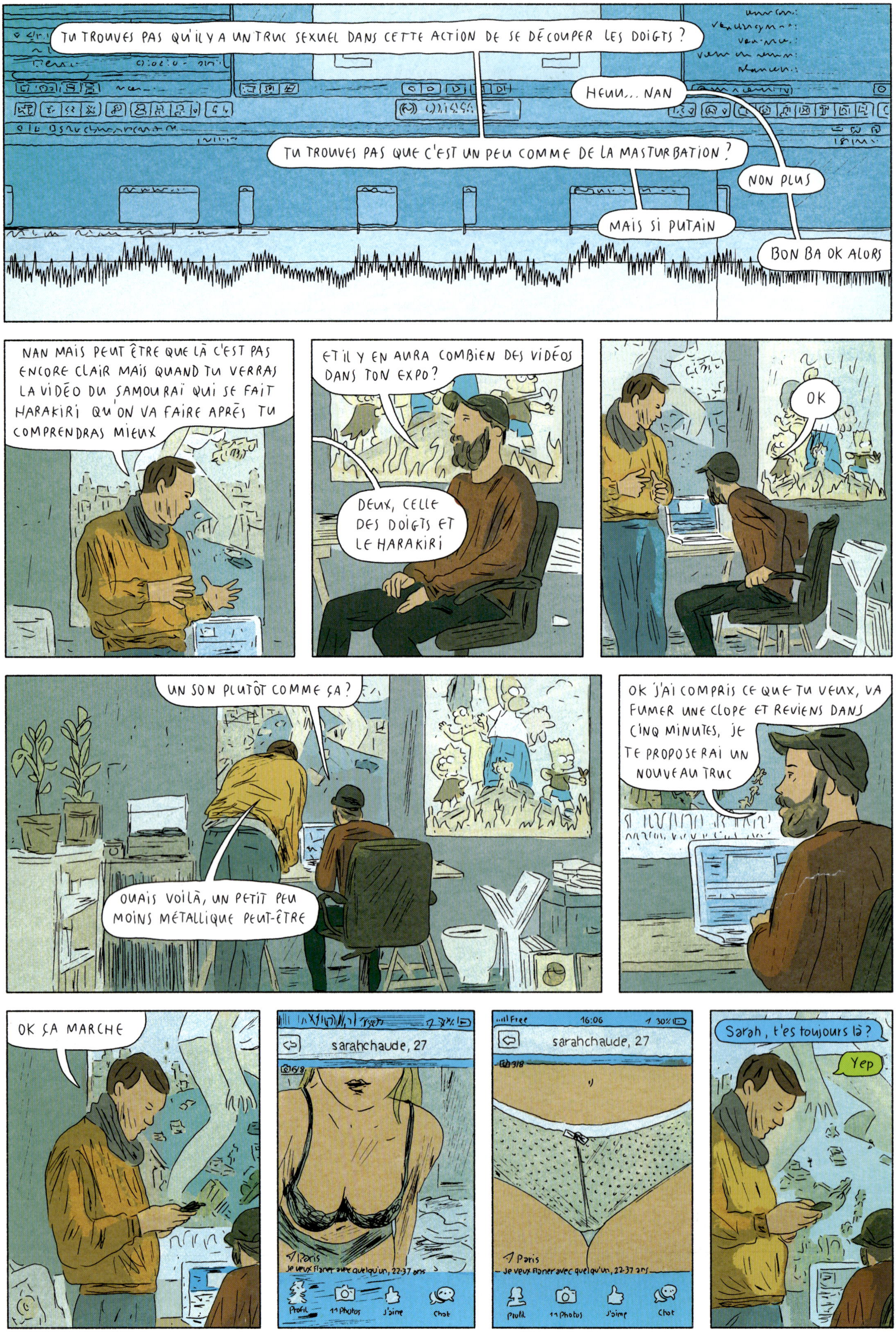
TU TROUVES PAS QU'IL Y A UN TRUC SEXUEL DANS CETTE ACTION DE SE DÉCOUPER LES DOIGTS ?
HEUU... NAN
TU TROUVES PAS QUE C'EST UN PEU COMME DE LA MASTURBATION ?
NON PLUS
MAIS SI PUTAIN
BON BA OK ALORS
NAN MAIS PEUT ÊTRE QUE LÀ C'EST PAS ENCORE CLAIR MAIS QUAND TU VERRAS LA VIDÉO DU SAMOURAÏ QUI SE FAIT HARAKIRI QU'ON VA FAIRE APRÈS TU COMPRENDRAS MIEUX
ET IL Y EN AURA COMBIEN DES VIDÉOS DANS TON EXPO ?
DEUX, CELLE DES DOIGTS ET LE HARAKIRI
OK
UN SON PLUTÔT COMME ÇA ?
OUAIS VOILÀ, UN PETIT PEU MOINS MÉTALLIQUE PEUT-ÊTRE
OK J'AI COMPRIS CE QUE TU VEUX, VA FUMER UNE CLOPE ET REVIENS DANS CINQ MINUTES, JE TE PROPOSERAI UN NOUVEAU TRUC
OK ÇA MARCHE
sarahchaude, 27
Paris
Je veux flâner avec quelqu'un, 22-37 ans
Profil
11 Photos
J'aime
Chat
Free
16:06
30%
sarahchaude, 27
Paris
Je veux flâner avec quelqu'un, 22-37 ans
Profil
11 Photos
J'aime
Chat
Sarah, t'es toujours là ?
Yep

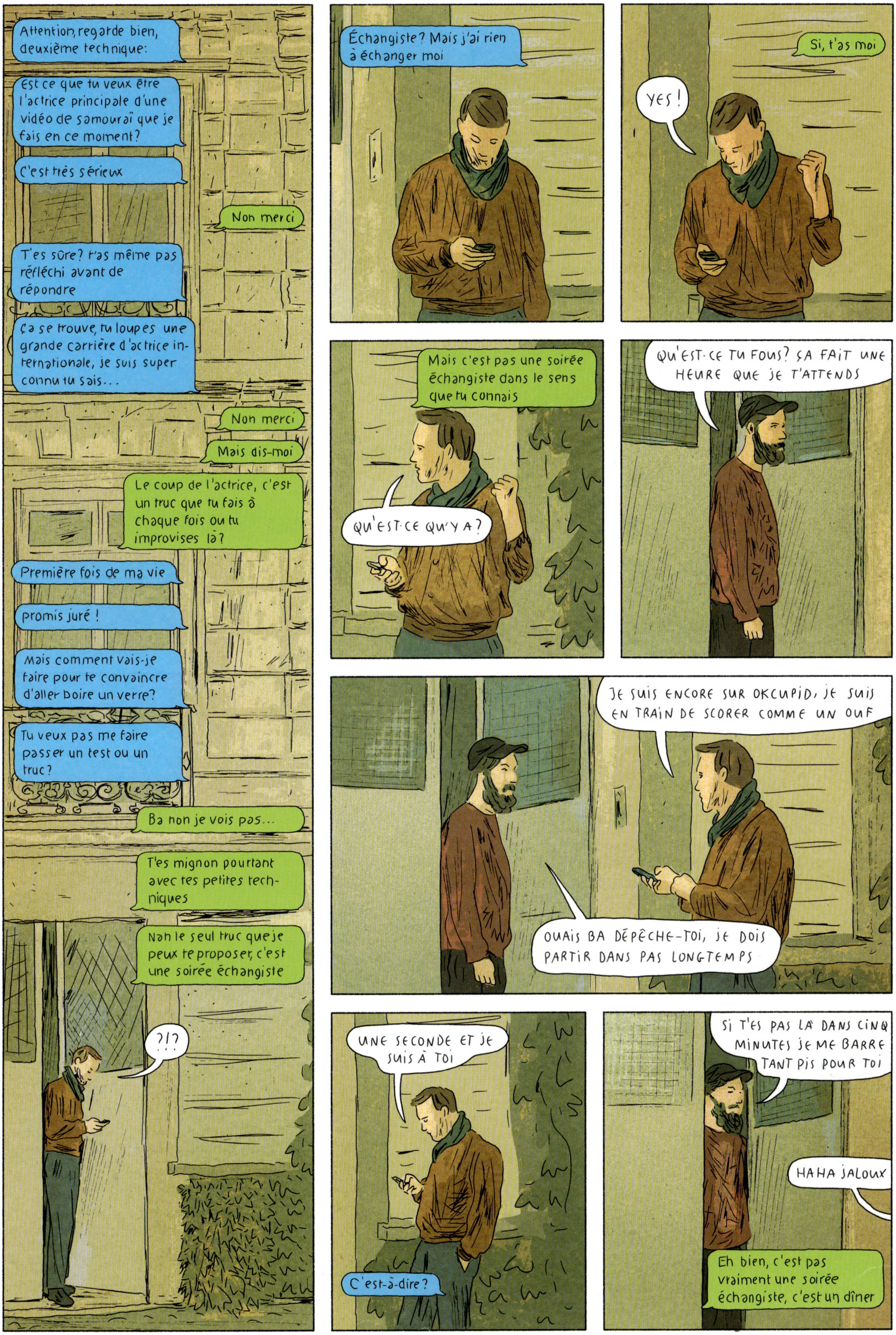
Attention, regarde bien, deuxième technique:
Est ce que tu veux être l'actrice principale d'une vidéo de samouraï que je fais en ce moment?
C'est très sérieux
Non merci
T'es sûre? t'as même pas réfléchi avant de répondre
Ça se trouve, tu loupes une grande carrière d'actrice in-ternationale, je suis super connu tu sais...
Non merci
Mais dis-moi
Le coup de l'actrice, c'est un truc que tu fais à chaque fois ou tu improvises là?
Première fois de ma vie
promis juré !
Mais comment vais-je faire pour te convaincre d'aller boire un verre?
Tu veux pas me faire passer un test ou un truc?
Ba non je vois pas...
T'es mignon pourtant avec tes petites tech-niques
Nan le seul truc que je peux te proposer, c'est une soirée échangiste
?!?
Échangiste? Mais j'ai rien à échanger moi
Si, t'as moi
YES !
Mais c'est pas une soirée échangiste dans le sens que tu connais
QU'EST-CE QU'Y A?
QU'EST-CE TU FOUS? ÇA FAIT UNE HEURE QUE JE T'ATTENDS
JE SUIS ENCORE SUR OKCUPID, JE SUIS EN TRAIN DE SCORER COMME UN OUF
OUAIS BA DÉPÊCHE-TOI, JE DOIS PARTIR DANS PAS LONGTEMPS
UNE SECONDE ET JE SUIS À TOI
C'est-à-dire?
SI T'ES PAS LÀ DANS CINQ MINUTES JE ME BARRE TANT PIS POUR TOI
HAHA JALOUX
Eh bien, c'est pas vraiment une soirée échangiste, c'est un dîner

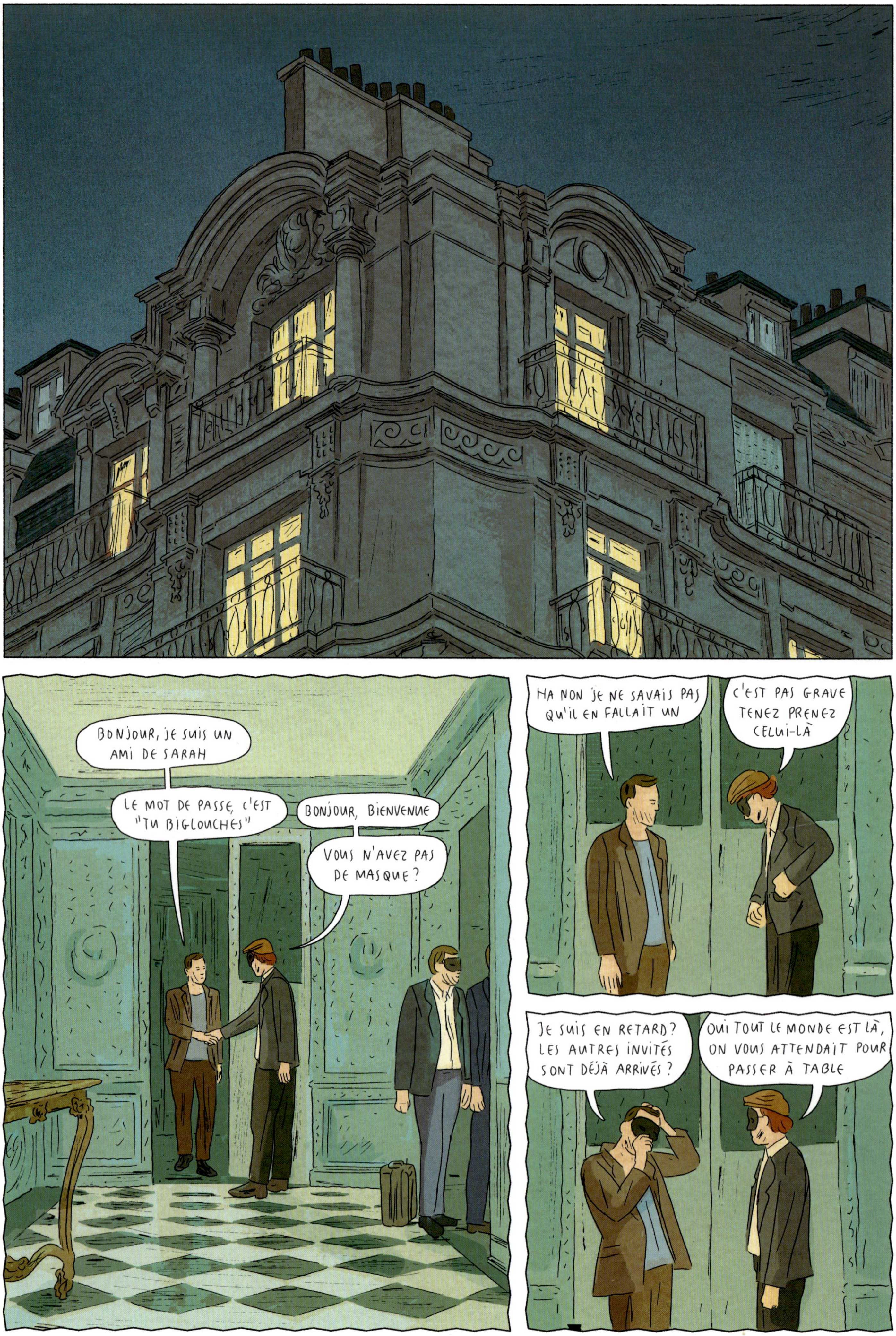
BONJOUR, JE SUIS UN AMI DE SARAH
LE MOT DE PASSE, C'EST "TU BIGLOUCHES"
BONJOUR, BIENVENUE
VOUS N'AVEZ PAS DE MASQUE ?
HA NON JE NE SAVAIS PAS QU'IL EN FALLAIT UN
C'EST PAS GRAVE TENEZ PRENEZ CELUI-LÀ
JE SUIS EN RETARD ? LES AUTRES INVITÉS SONT DÉJÀ ARRIVÉS ?
OUI TOUT LE MONDE EST LÀ, ON VOUS ATTENDAIT POUR PASSER À TABLE

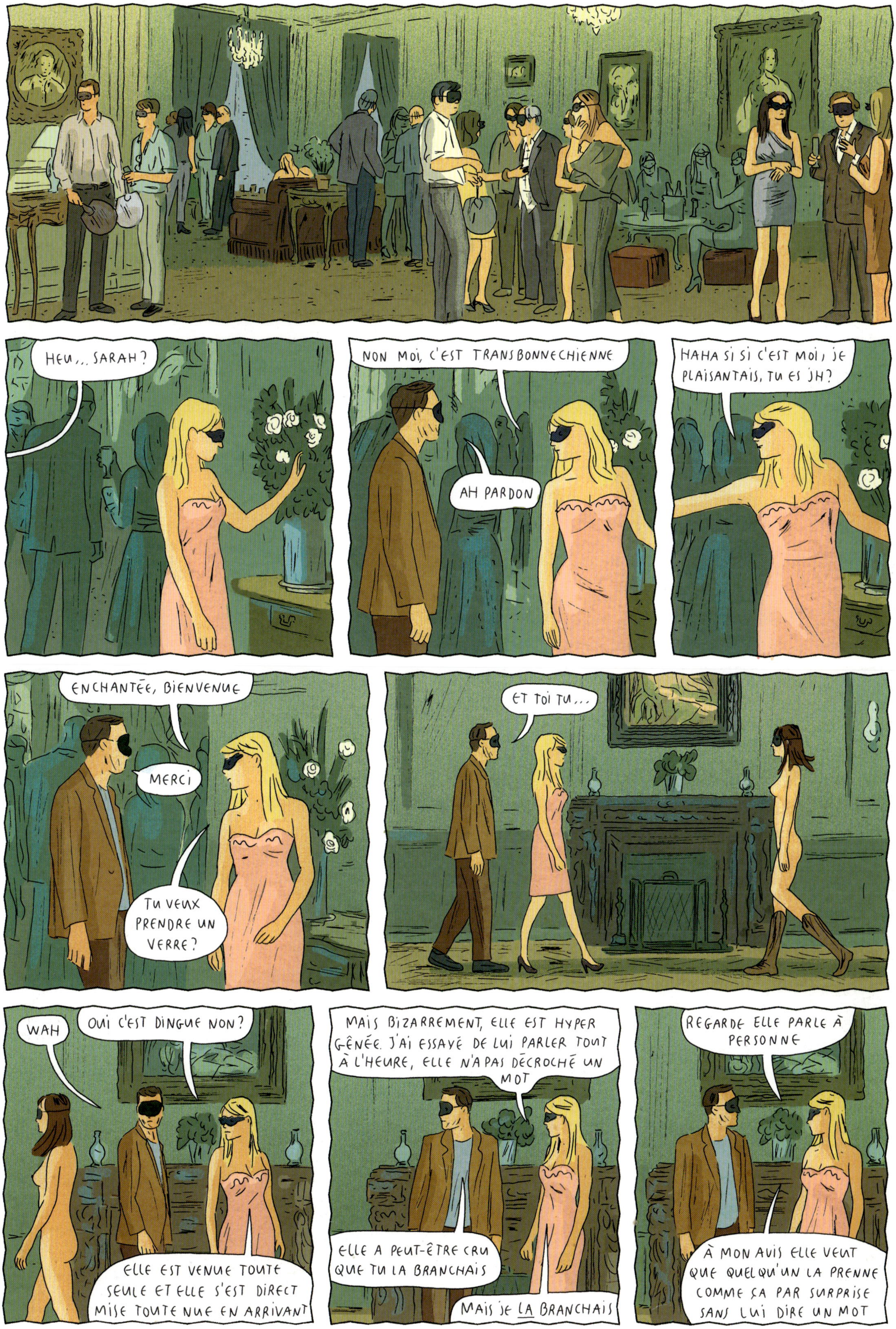
HEU... SARAH?
NON MOI, C'EST TRANSBONNECHIENNE
AH PARDON
HAHA SI SI C'EST MOI, JE PLAISANTAIS, TU ES JH?
ENCHANTÉE, BIENVENUE
MERCI
TU VEUX PRENDRE UN VERRE?
ET TOI TU...
WAH
OUI C'EST DINGUE NON?
ELLE EST VENUE TOUTE SEULE ET ELLE S'EST DIRECT MISE TOUTE NUE EN ARRIVANT
MAIS BIZARREMENT, ELLE EST HYPER GÊNÉE. J'AI ESSAYÉ DE LUI PARLER TOUT À L'HEURE, ELLE N'A PAS DÉCROCHÉ UN MOT
ELLE A PEUT-ÊTRE CRU QUE TU LA BRANCHAIS
MAIS JE LA BRANCHAIS
REGARDE ELLE PARLE À PERSONNE
À MON AVIS ELLE VEUT QUE QUELQU'UN LA PRENNE COMME ÇA PAR SURPRISE SANS LUI DIRE UN MOT

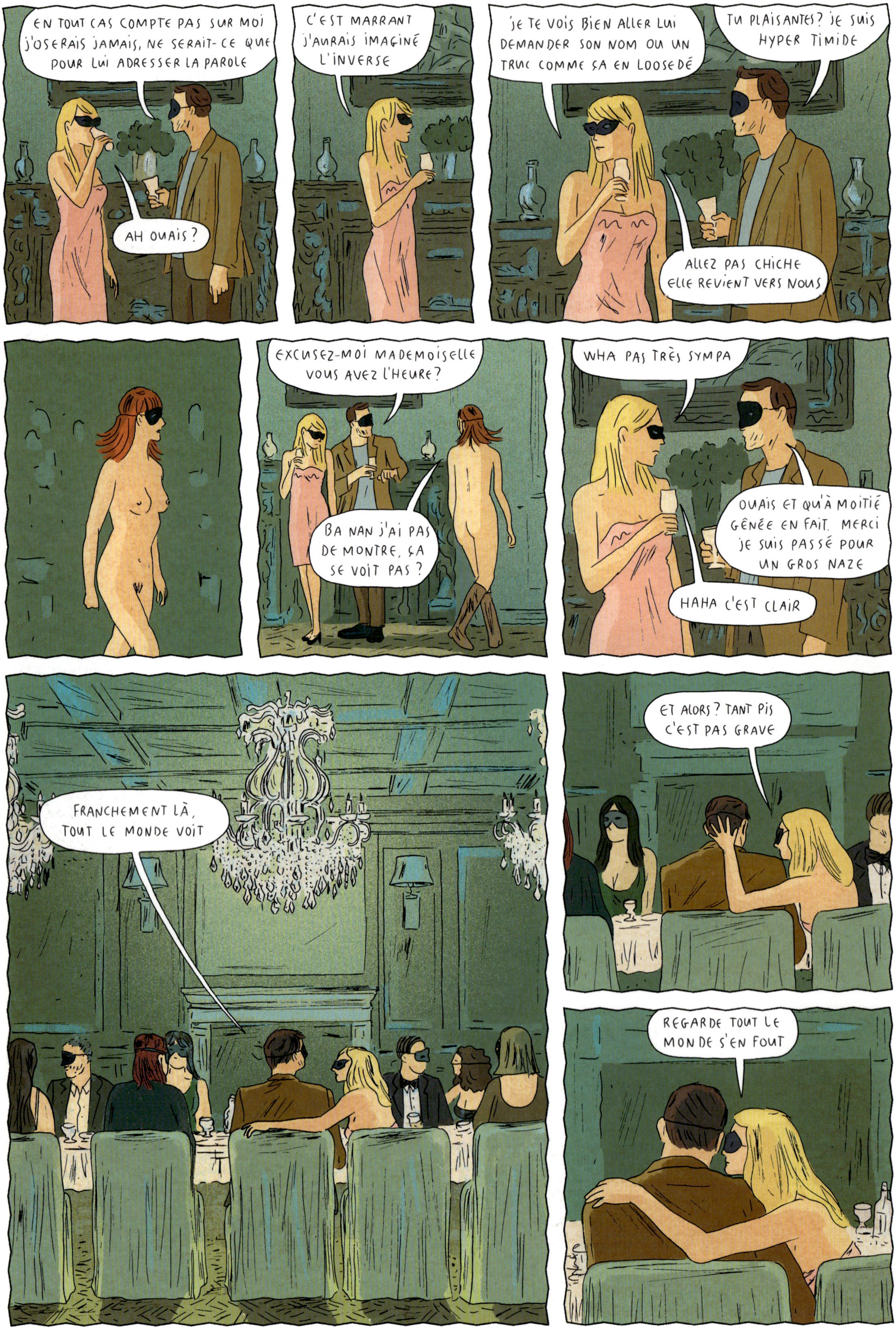
EN TOUT CAS COMPTE PAS SUR MOI J'OSERAIS JAMAIS, NE SERAIT-CE QUE POUR LUI ADRESSER LA PAROLE
AH OUAIS ?
C'EST MARRANT J'AURAIS IMAGINÉ L'INVERSE
JE TE VOIS BIEN ALLER LUI DEMANDER SON NOM OU UN TRUC COMME ÇA EN LOOSEDÉ
TU PLAISANTES? JE SUIS HYPER TIMIDE
ALLEZ PAS CHICHE ELLE REVIENT VERS NOUS
EXCUSEZ-MOI MADEMOISELLE VOUS AVEZ L'HEURE?
BA NAN J'AI PAS DE MONTRE, ÇA SE VOIT PAS ?
WHA PAS TRÈS SYMPA
OUAIS ET QU'À MOITIÉ GÊNÉE EN FAIT. MERCI JE SUIS PASSÉ POUR UN GROS NAZE
HAHA C'EST CLAIR
FRANCHEMENT LÀ, TOUT LE MONDE VOIT
ET ALORS? TANT PIS C'EST PAS GRAVE
REGARDE TOUT LE MONDE S'EN FOUT

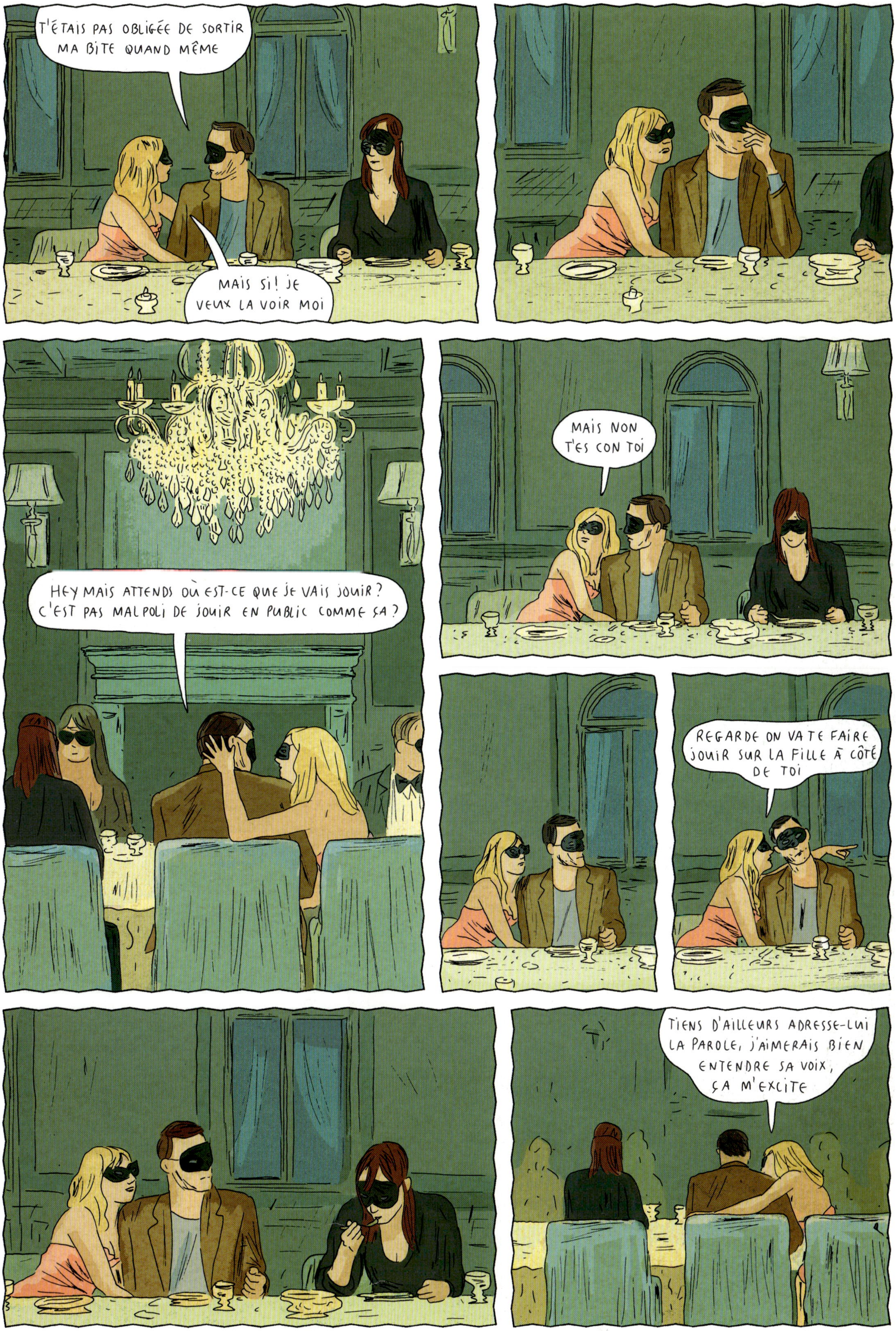
T'ÉTAIS PAS OBLIGÉE DE SORTIR MA BITE QUAND MÊME
MAIS SI! JE VEUX LA VOIR MOI
HEY MAIS ATTENDS OÙ EST-CE QUE JE VAIS JOUIR? C'EST PAS MALPOLI DE JOUIR EN PUBLIC COMME ÇA?
MAIS NON T'ES CON TOI
REGARDE ON VA TE FAIRE JOUIR SUR LA FILLE À CÔTÉ DE TOI
TIENS D'AILLEURS ADRESSE-LUI LA PAROLE, J'AIMERAIS BIEN ENTENDRE SA VOIX, ÇA M'EXCITE

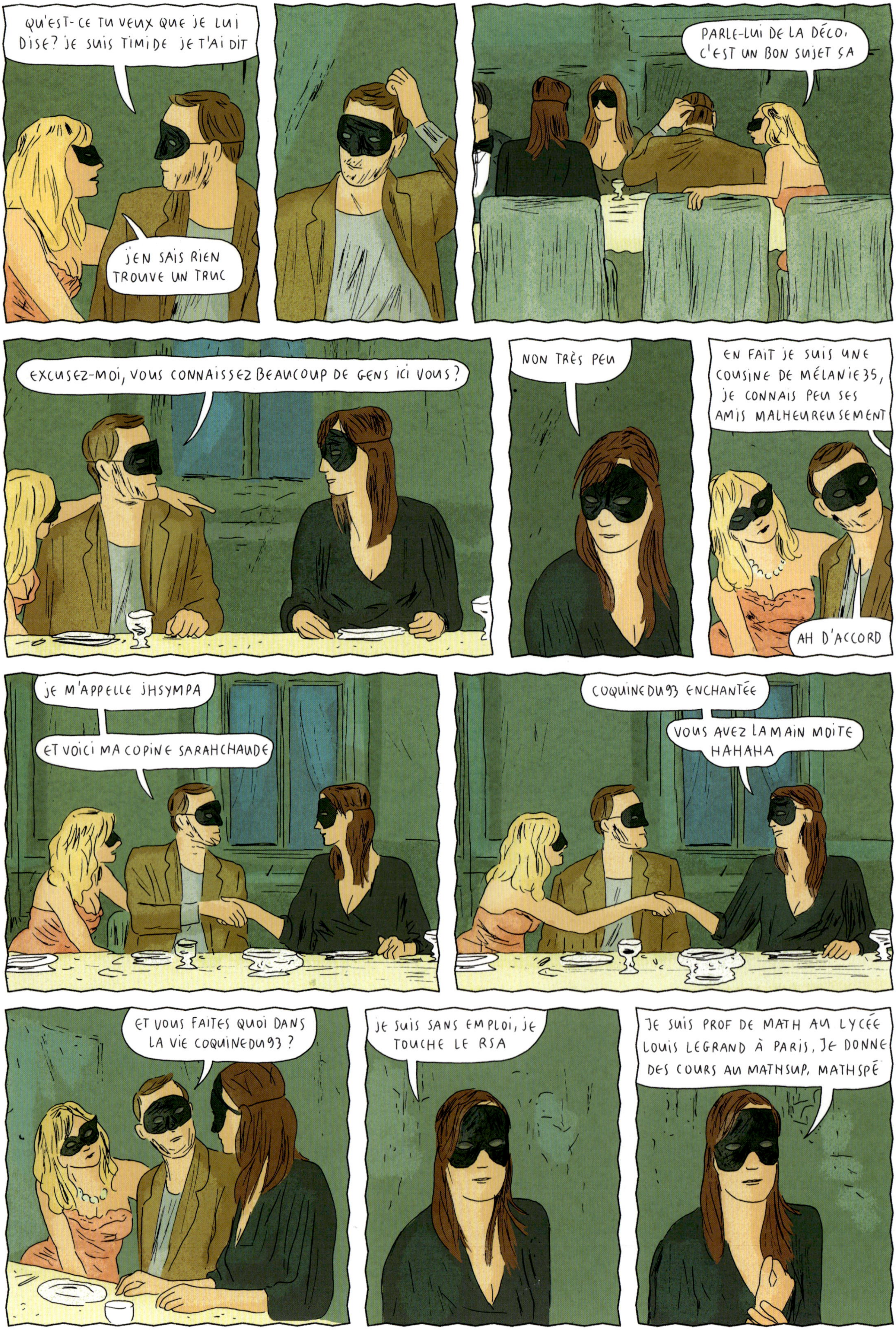
QU'EST-CE TU VEUX QUE JE LUI DISE? JE SUIS TIMIDE JE T'AI DIT
J'EN SAIS RIEN TROUVE UN TRUC
PARLE-LUI DE LA DÉCO, C'EST UN BON SUJET ÇA
EXCUSEZ-MOI, VOUS CONNAISSEZ BEAUCOUP DE GENS ICI VOUS?
NON TRÈS PEU
EN FAIT JE SUIS UNE COUSINE DE MÉLANIE35, JE CONNAIS PEU SES AMIS MALHEUREUSEMENT
AH D'ACCORD
JE M'APPELLE JHSYMPA
ET VOICI MA COPINE SARAHCHAUDE
COQUINEDU93 ENCHANTÉE
VOUS AVEZ LA MAIN MOITE HAHAHA
ET VOUS FAITES QUOI DANS LA VIE COQUINEDU93?
JE SUIS SANS EMPLOI, JE TOUCHE LE RSA
JE SUIS PROF DE MATH AU LYCÉE LOUIS LEGRAND À PARIS, JE DONNE DES COURS AU MATHSUP, MATHSPÉ

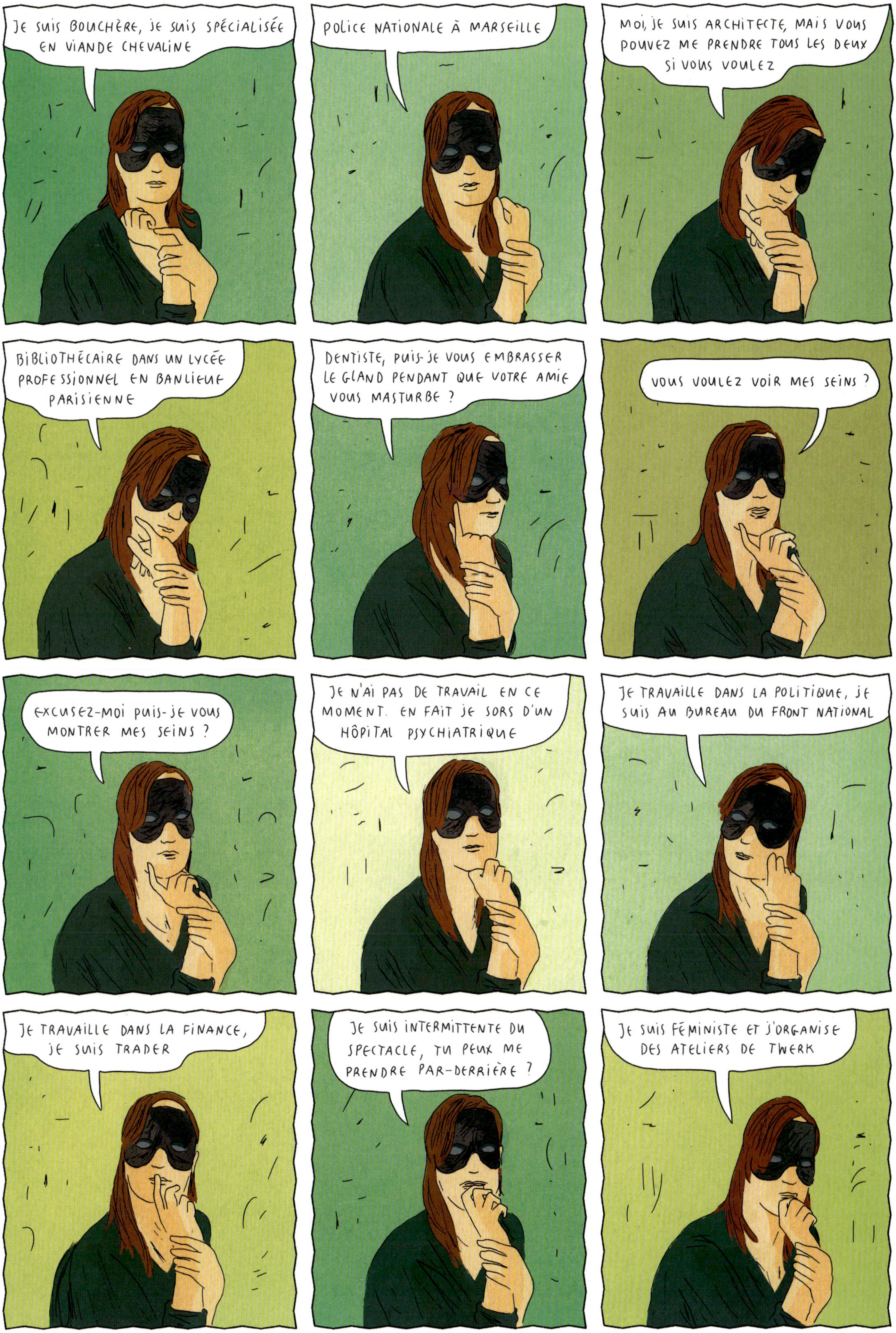
JE SUIS BOUCHÈRE, JE SUIS SPÉCIALISÉE EN VIANDE CHEVALINE
POLICE NATIONALE À MARSEILLE
MOI, JE SUIS ARCHITECTE, MAIS VOUS POUVEZ ME PRENDRE TOUS LES DEUX SI VOUS VOULEZ
BIBLIOTHÉCAIRE DANS UN LYCÉE PROFESSIONNEL EN BANLIEUE PARISIENNE
DENTISTE, PUIS-JE VOUS EMBRASSER LE GLAND PENDANT QUE VOTRE AMIE VOUS MASTURBE ?
VOUS VOULEZ VOIR MES SEINS ?
EXCUSEZ-MOI PUIS-JE VOUS MONTRER MES SEINS ?
JE N'AI PAS DE TRAVAIL EN CE MOMENT. EN FAIT JE SORS D'UN HÔPITAL PSYCHIATRIQUE
JE TRAVAILLE DANS LA POLITIQUE, JE SUIS AU BUREAU DU FRONT NATIONAL
JE TRAVAILLE DANS LA FINANCE, JE SUIS TRADER
JE SUIS INTERMITTENTE DU SPECTACLE, TU PEUX ME PRENDRE PAR-DERRIÈRE ?
JE SUIS FÉMINISTE ET J'ORGANISE DES ATELIERS DE TWERK

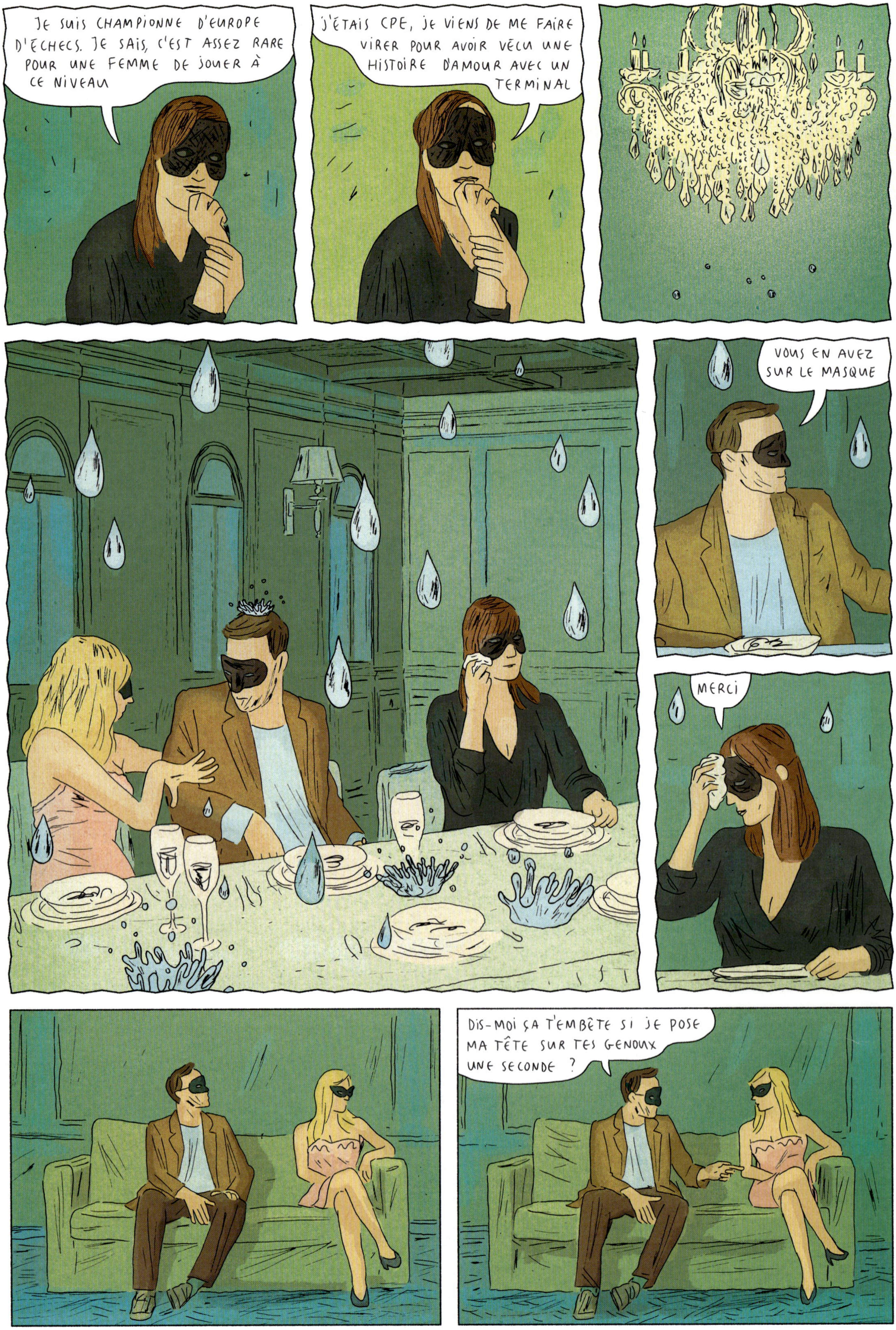
JE SUIS CHAMPIONNE D'EUROPE D'ÉCHECS. JE SAIS, C'EST ASSEZ RARE POUR UNE FEMME DE JOUER À CE NIVEAU
J'ÉTAIS CPE, JE VIENS DE ME FAIRE VIRER POUR AVOIR VÉCU UNE HISTOIRE D'AMOUR AVEC UN TERMINAL
VOUS EN AVEZ SUR LE MASQUE
MERCI
DIS-MOI ÇA T'EMBÊTE SI JE POSE MA TÊTE SUR TES GENOUX UNE SECONDE ?

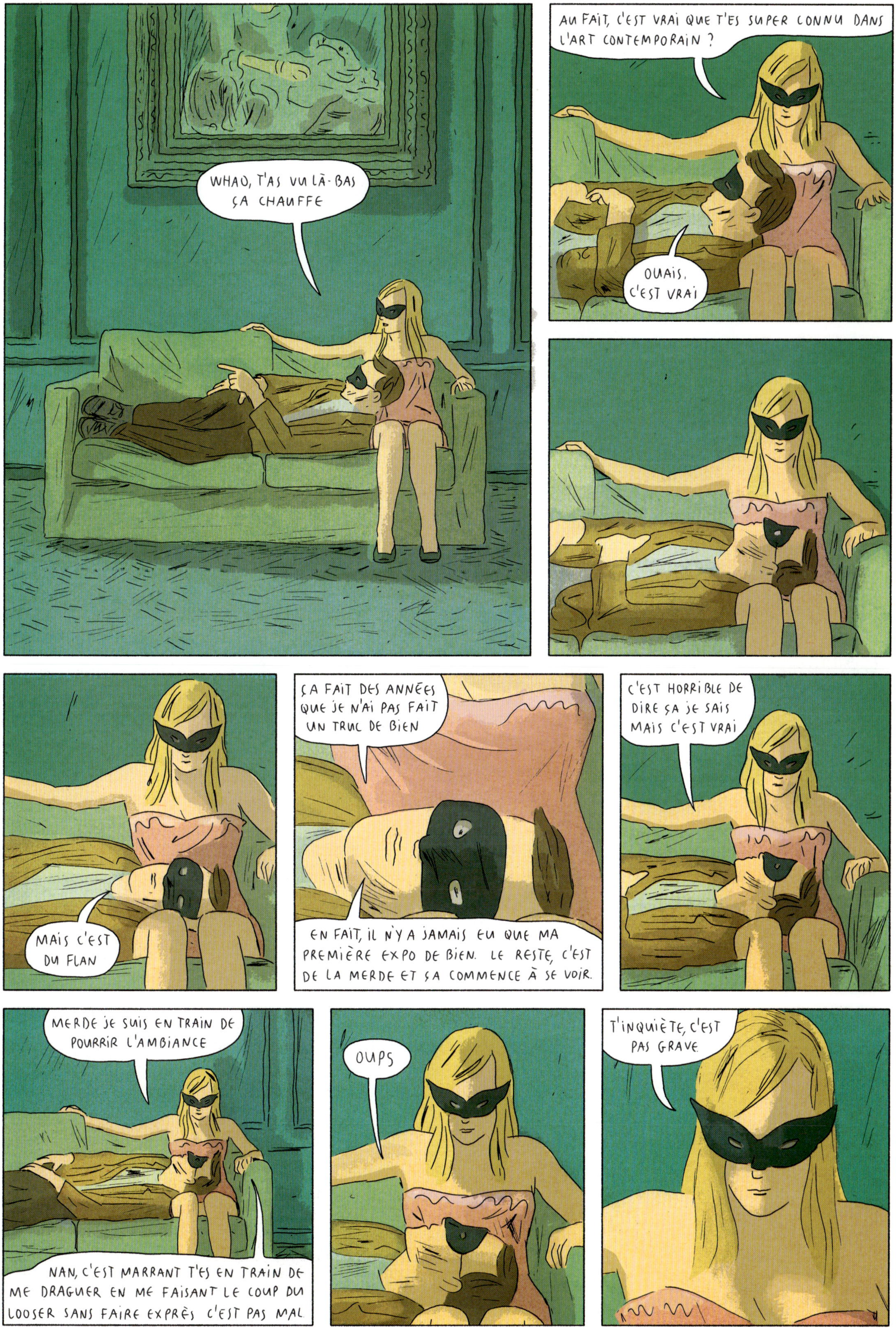
WHAO, T'AS VU LÀ-BAS ÇA CHAUFFE
AU FAIT, C'EST VRAI QUE T'ES SUPER CONNU DANS L'ART CONTEMPORAIN ?
OUAIS. C'EST VRAI
MAIS C'EST DU FLAN
ÇA FAIT DES ANNÉES QUE JE N'AI PAS FAIT UN TRUC DE BIEN
EN FAIT, IL N'Y A JAMAIS EU QUE MA PREMIÈRE EXPO DE BIEN. LE RESTE, C'EST DE LA MERDE ET ÇA COMMENCE À SE VOIR.
C'EST HORRIBLE DE DIRE ÇA JE SAIS MAIS C'EST VRAI
MERDE JE SUIS EN TRAIN DE POURRIR L'AMBIANCE
NAN, C'EST MARRANT T'ES EN TRAIN DE ME DRAGUER EN ME FAISANT LE COUP DU LOOSER SANS FAIRE EXPRÈS C'EST PAS MAL
OUPS
T'INQUIÈTE, C'EST PAS GRAVE

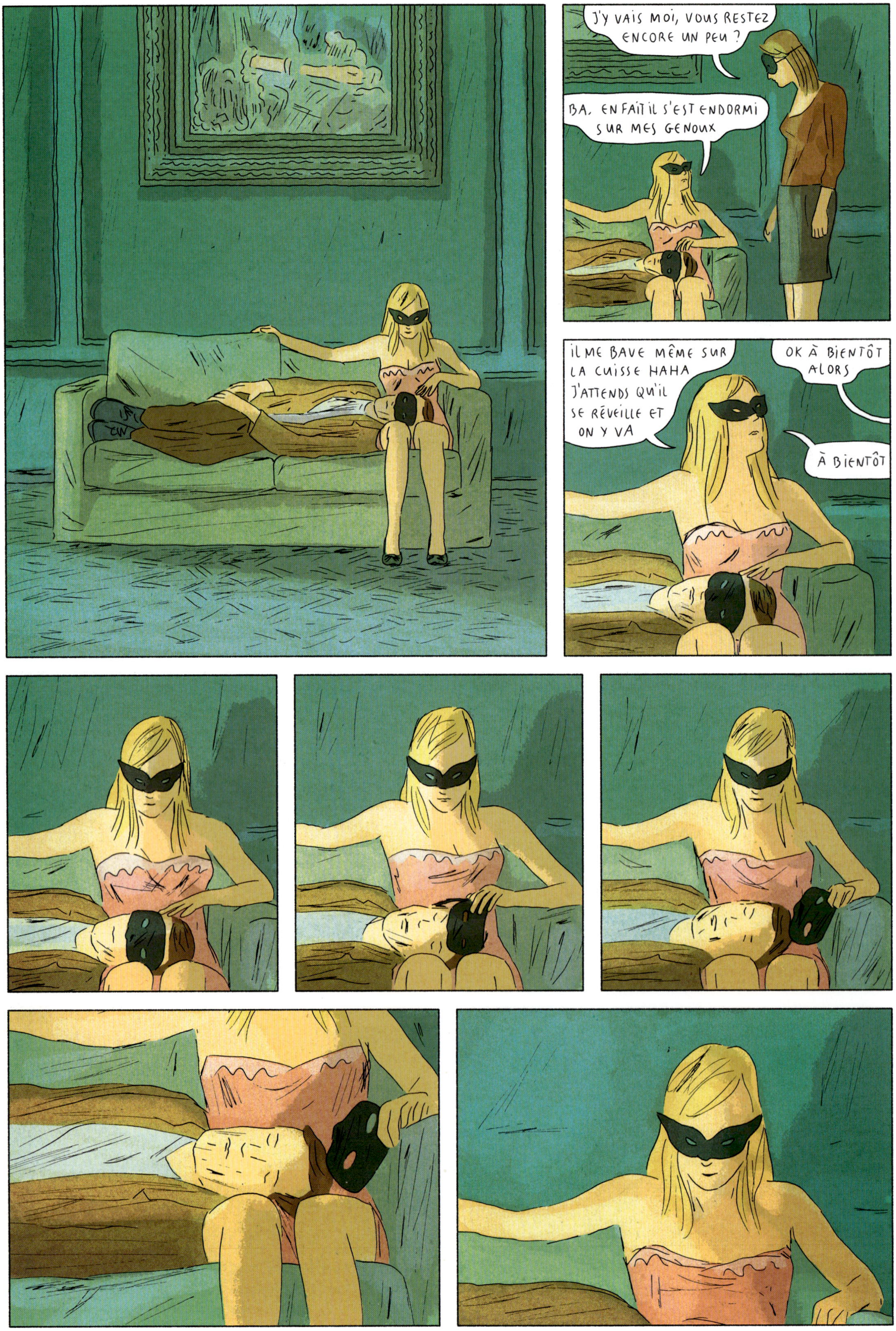
J'y vais moi, vous restez encore un peu ?
BA. En fait il s'est endormi sur mes genoux
il me bave même sur la cuisse HAHA J'attends qu'il se réveille et on y va
OK à bientôt alors
À bientôt

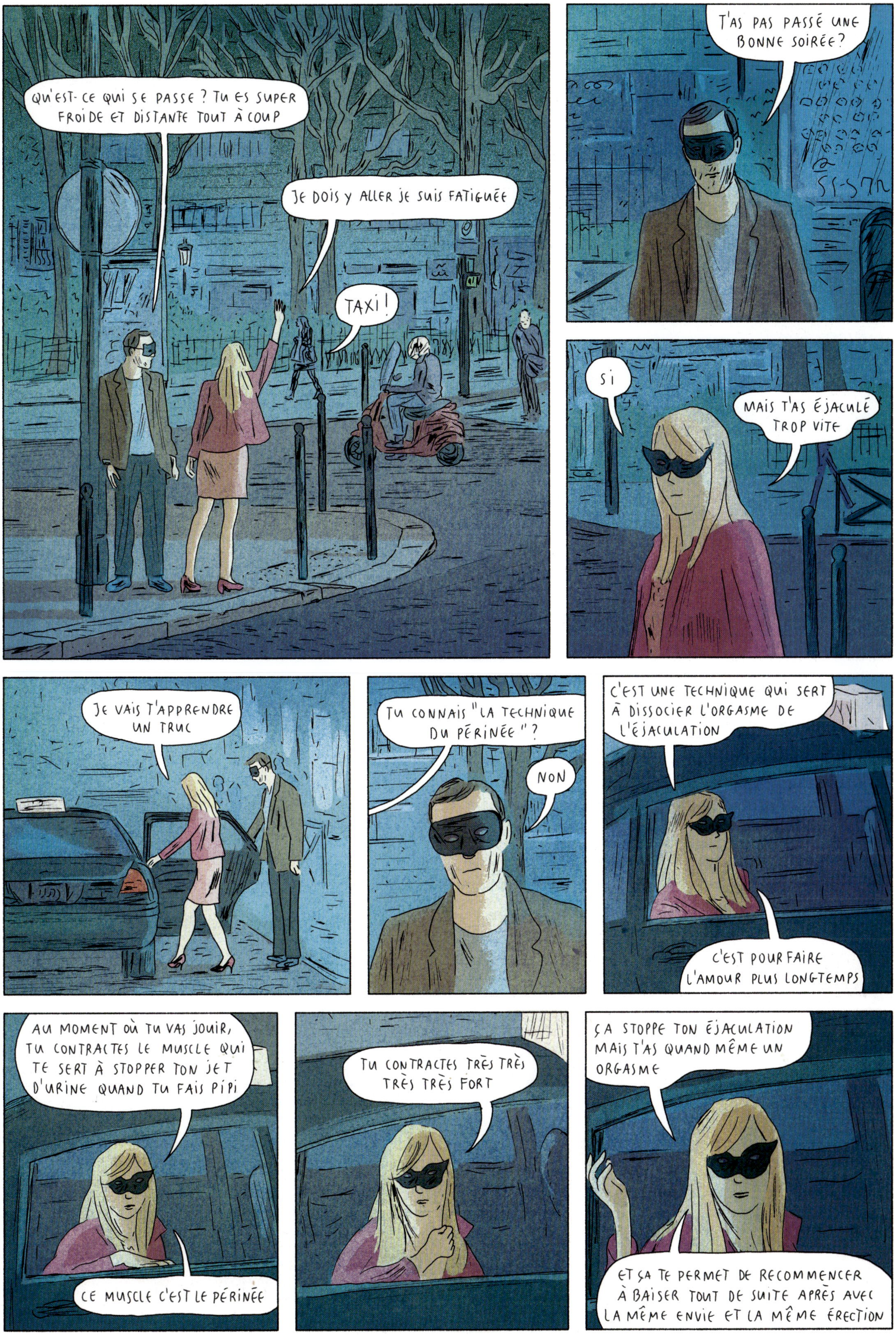
QU'EST-CE QUI SE PASSE ? TU ES SUPER FROIDE ET DISTANTE TOUT À COUP
JE DOIS Y ALLER JE SUIS FATIGUÉE
TAXI !
T'AS PAS PASSÉ UNE BONNE SOIRÉE ?
SI
MAIS T'AS ÉJACULÉ TROP VITE
JE VAIS T'APPRENDRE UN TRUC
TU CONNAIS "LA TECHNIQUE DU PÉRINÉE" ?
NON
C'EST UNE TECHNIQUE QUI SERT À DISSOCIER L'ORGASME DE L'ÉJACULATION
C'EST POUR FAIRE L'AMOUR PLUS LONGTEMPS
AU MOMENT OÙ TU VAS JOUIR, TU CONTRACTES LE MUSCLE QUI TE SERT À STOPPER TON JET D'URINE QUAND TU FAIS PIPI
CE MUSCLE C'EST LE PÉRINÉE
TU CONTRACTES TRÈS TRÈS TRÈS TRÈS FORT
ÇA STOPPE TON ÉJACULATION MAIS T'AS QUAND MÊME UN ORGASME
ET ÇA TE PERMET DE RECOMMENCER À BAISER TOUT DE SUITE APRÈS AVEC LA MÊME ENVIE ET LA MÊME ÉRECTION

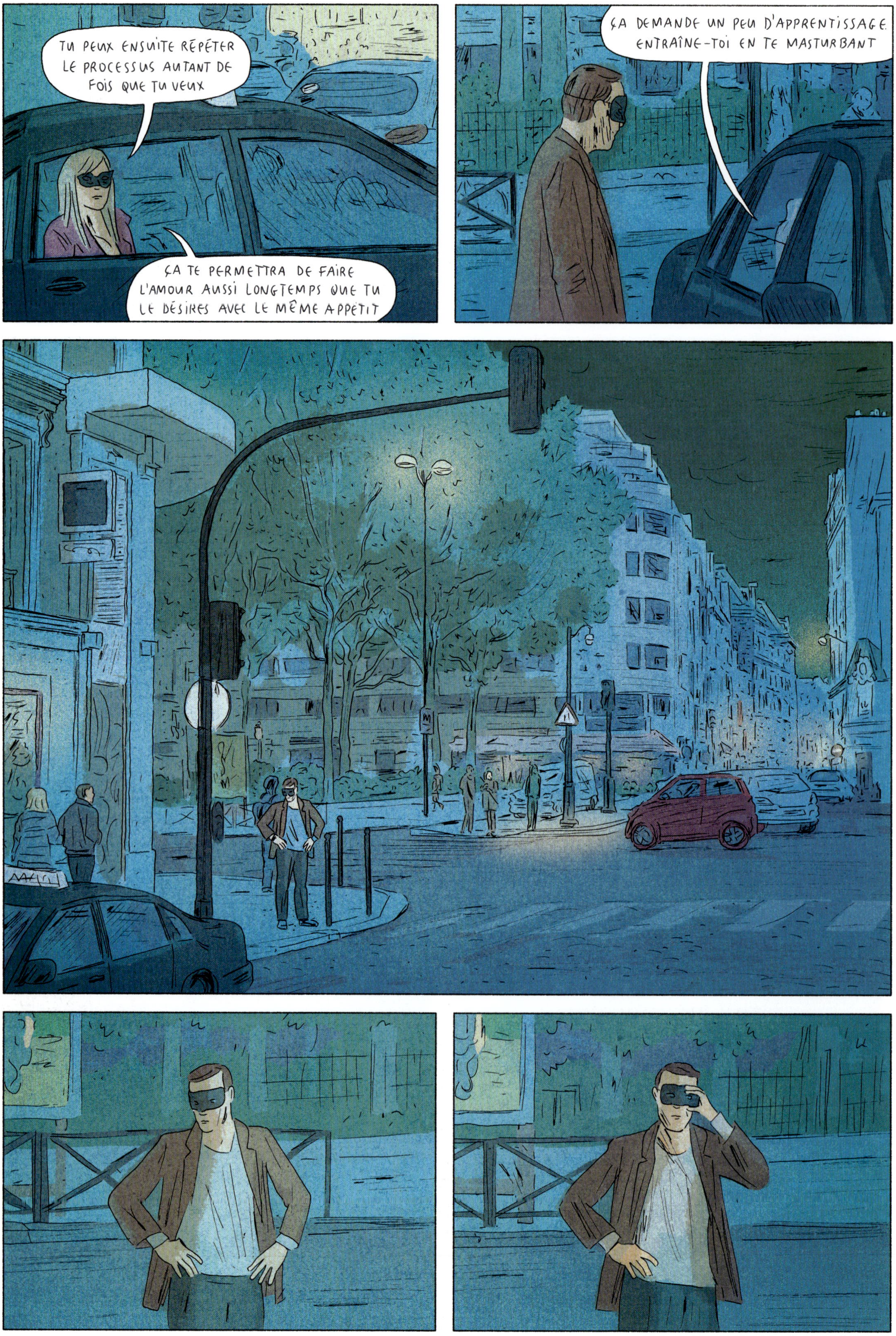
TU PEUX ENSUITE RÉPÉTER LE PROCESSUS AUTANT DE FOIS QUE TU VEUX
ÇA TE PERMETTRA DE FAIRE L'AMOUR AUSSI LONGTEMPS QUE TU LE DÉSIRES AVEC LE MÊME APPÉTIT
ÇA DEMANDE UN PEU D'APPRENTISSAGE. ENTRAÎNE-TOI EN TE MASTURBANT

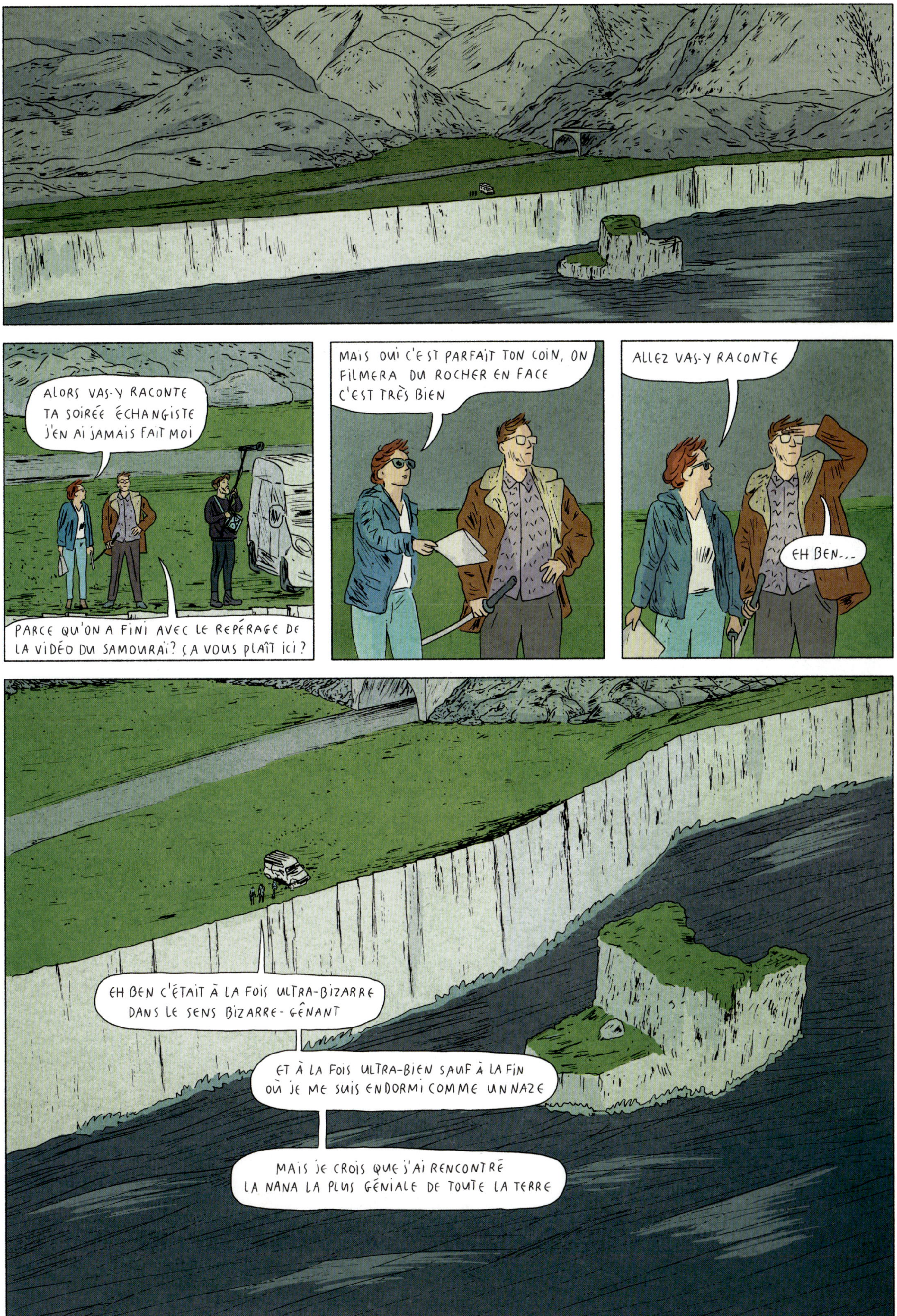
ALORS VAS-Y RACONTE TA SOIRÉE ÉCHANGISTE J'EN AI JAMAIS FAIT MOI
PARCE QU'ON A FINI AVEC LE REPÉRAGE DE LA VIDÉO DU SAMOURAI? ÇA VOUS PLAÎT ICI?
MAIS OUI C'EST PARFAIT TON COIN, ON FILMERA DU ROCHER EN FACE C'EST TRÈS BIEN
ALLEZ VAS-Y RACONTE
EH BEN...
EH BEN C'ÉTAIT À LA FOIS ULTRA-BIZARRE DANS LE SENS BIZARRE-GÊNANT
ET À LA FOIS ULTRA-BIEN SAUF À LA FIN OÙ JE ME SUIS ENDORMI COMME UN NAZE
MAIS JE CROIS QUE J'AI RENCONTRÉ LA NANA LA PLUS GÉNIALE DE TOUTE LA TERRE

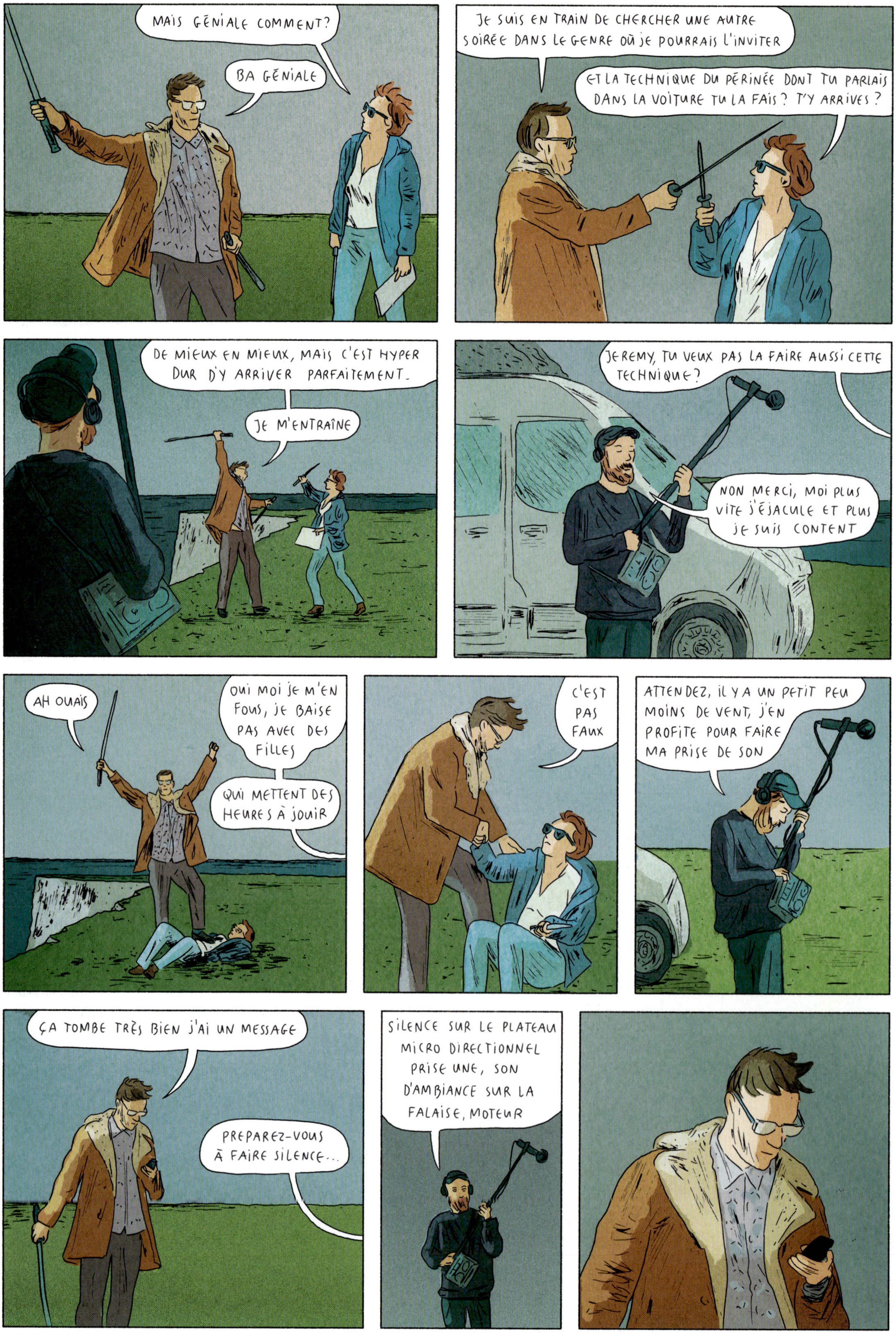
MAIS GÉNIALE COMMENT?
BA GÉNIALE
JE SUIS EN TRAIN DE CHERCHER UNE AUTRE SOIRÉE DANS LE GENRE OÙ JE POURRAIS L'INVITER
ET LA TECHNIQUE DU PÉRINÉE DONT TU PARLAIS DANS LA VOITURE TU LA FAIS? T'Y ARRIVES?
DE MIEUX EN MIEUX, MAIS C'EST HYPER DUR D'Y ARRIVER PARFAITEMENT.
JE M'ENTRAÎNE
JEREMY, TU VEUX PAS LA FAIRE AUSSI CETTE TECHNIQUE?
NON MERCI, MOI PLUS VITE J'ÉJACULE ET PLUS JE SUIS CONTENT
AH OUAIS
OUI MOI JE M'EN FOUS, JE BAISE PAS AVEC DES FILLES
QUI METTENT DES HEURES À JOUIR
C'EST PAS FAUX
ATTENDEZ, IL Y A UN PETIT PEU MOINS DE VENT, J'EN PROFITE POUR FAIRE MA PRISE DE SON
ÇA TOMBE TRÈS BIEN J'AI UN MESSAGE
PRÉPAREZ-VOUS À FAIRE SILENCE...
SILENCE SUR LE PLATEAU MICRO DIRECTIONNEL PRISE UNE, SON D'AMBIANCE SUR LA FALAISE, MOTEUR

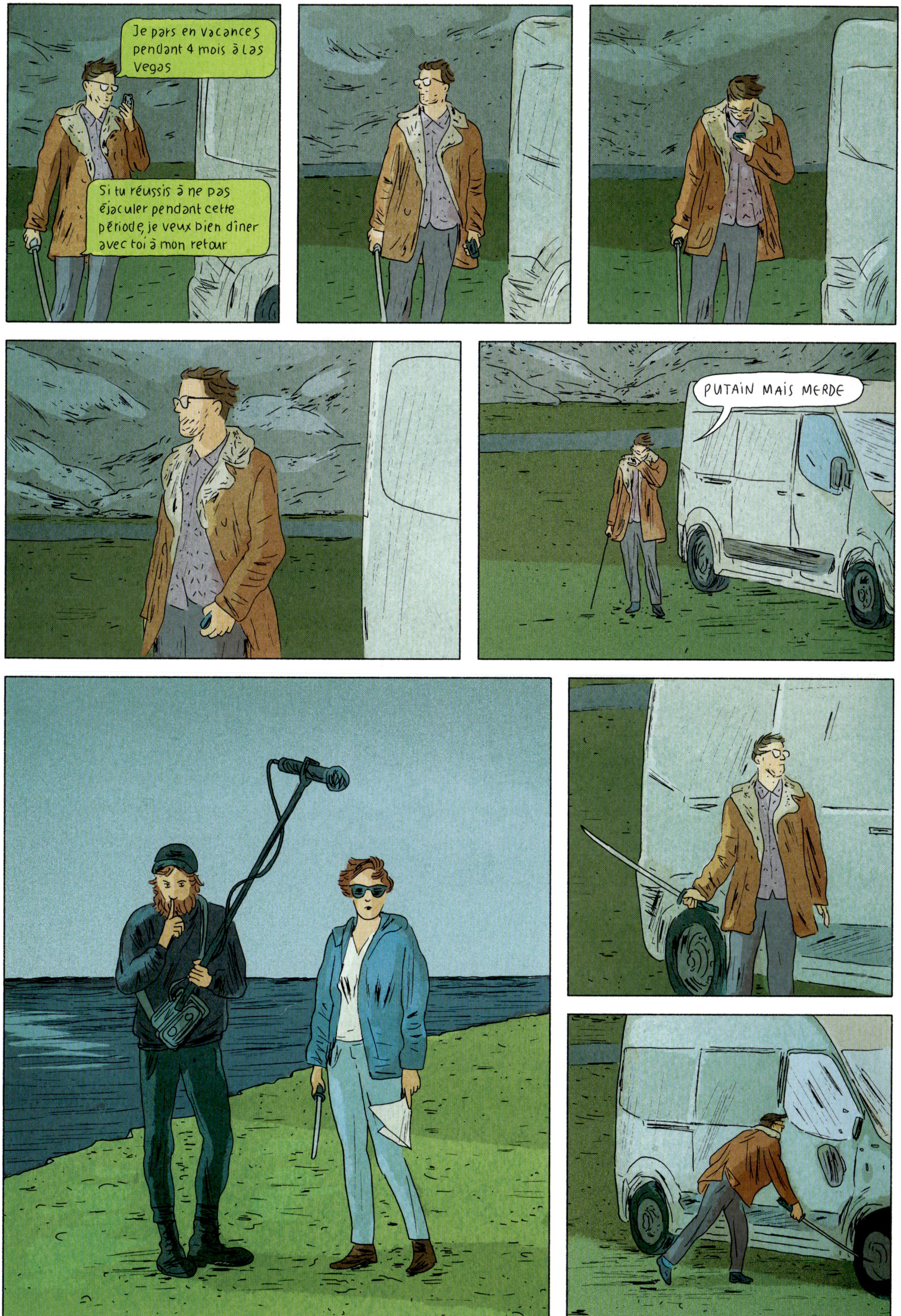
Je pars en vacances pendant 4 mois à Las Vegas
Si tu réussis à ne pas éjaculer pendant cette période, je veux bien dîner avec toi à mon retour
PUTAIN MAIS MERDE

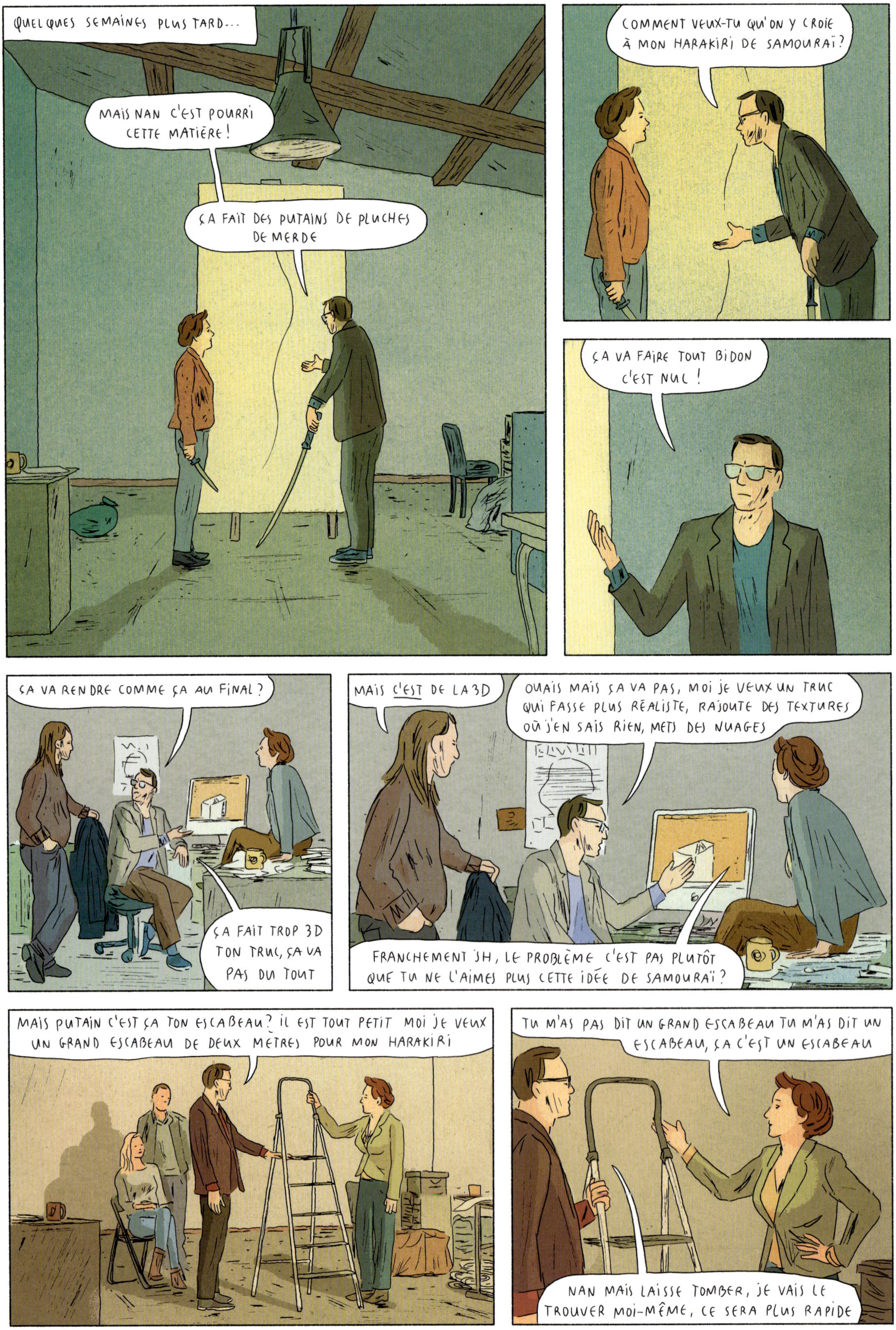
Quelques semaines plus tard...
Mais nan c'est pourri cette matière !
Ça fait des putains de pluches de merde
Comment veux-tu qu'on y croie à mon harakiri de samouraï ?
Ça va faire tout bidon c'est nul !
Ça va rendre comme ça au final ?
Ça fait trop 3D ton truc, ça va pas du tout
Mais c'est de la 3D
Ouais mais ça va pas, moi je veux un truc qui fasse plus réaliste, rajoute des textures où j'en sais rien, mets des nuages
Franchement JH, le problème c'est pas plutôt que tu ne l'aimes plus cette idée de samouraï ?
Mais putain c'est ça ton escabeau ? il est tout petit moi je veux un grand escabeau de deux mètres pour mon harakiri
Tu m'as pas dit un grand escabeau tu m'as dit un escabeau, ça c'est un escabeau
Nan mais laisse tomber, je vais le trouver moi-même, ce sera plus rapide

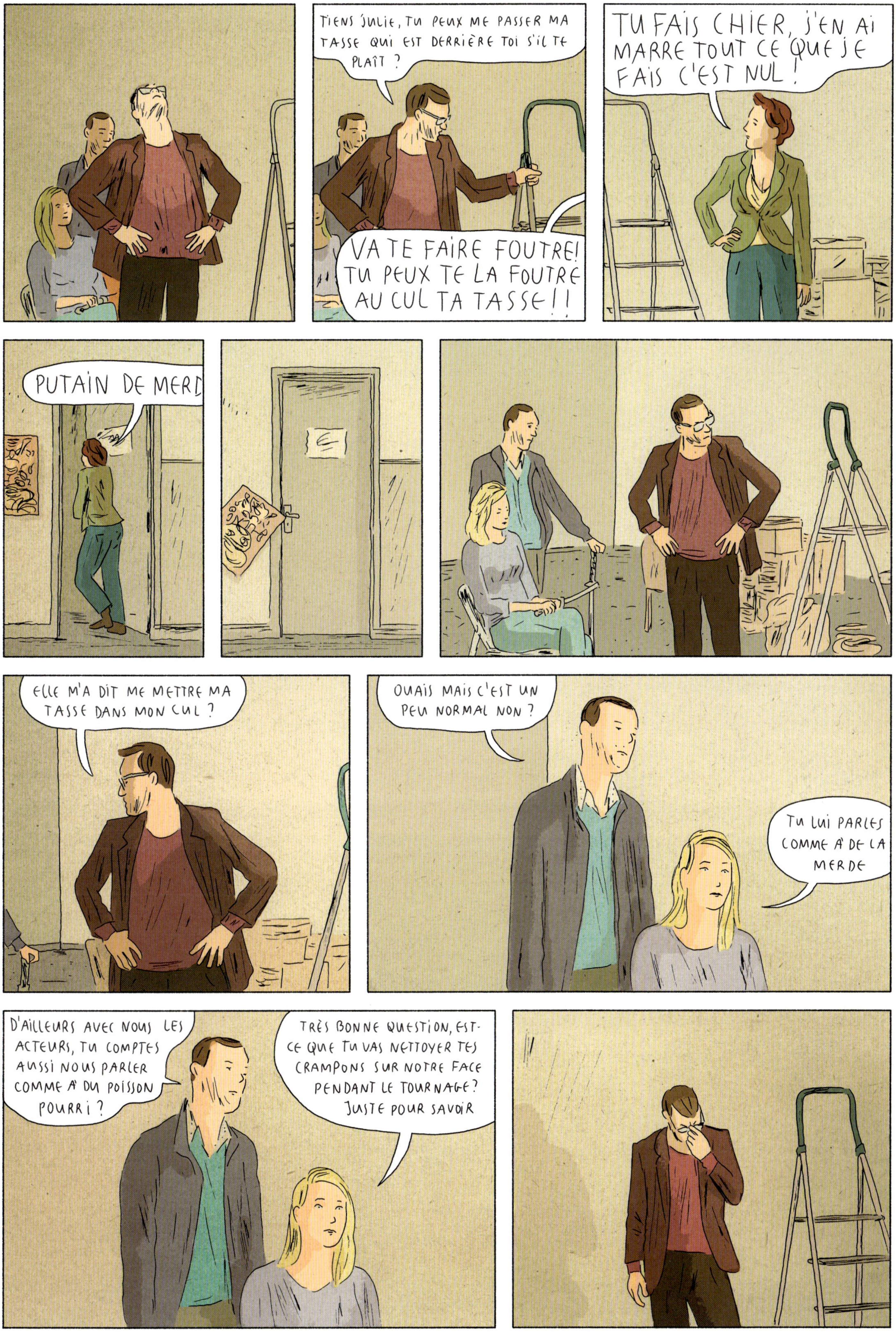
TIENS JULIE, TU PEUX ME PASSER MA TASSE QUI EST DERRIÈRE TOI S'IL TE PLAÎT ?
VA TE FAIRE FOUTRE! TU PEUX TE LA FOUTRE AU CUL TA TASSE!!
TU FAIS CHIER, J'EN AI MARRE TOUT CE QUE JE FAIS C'EST NUL!
PUTAIN DE MERD
ELLE M'A DIT ME METTRE MA TASSE DANS MON CUL ?
OUAIS MAIS C'EST UN PEU NORMAL NON ?
TU LUI PARLES COMME À DE LA MERDE
D'AILLEURS AVEC NOUS LES ACTEURS, TU COMPTES AUSSI NOUS PARLER COMME À DU POISSON POURRI ?
TRÈS BONNE QUESTION, EST-CE QUE TU VAS NETTOYER TES CRAMPONS SUR NOTRE FACE PENDANT LE TOURNAGE? JUSTE POUR SAVOIR

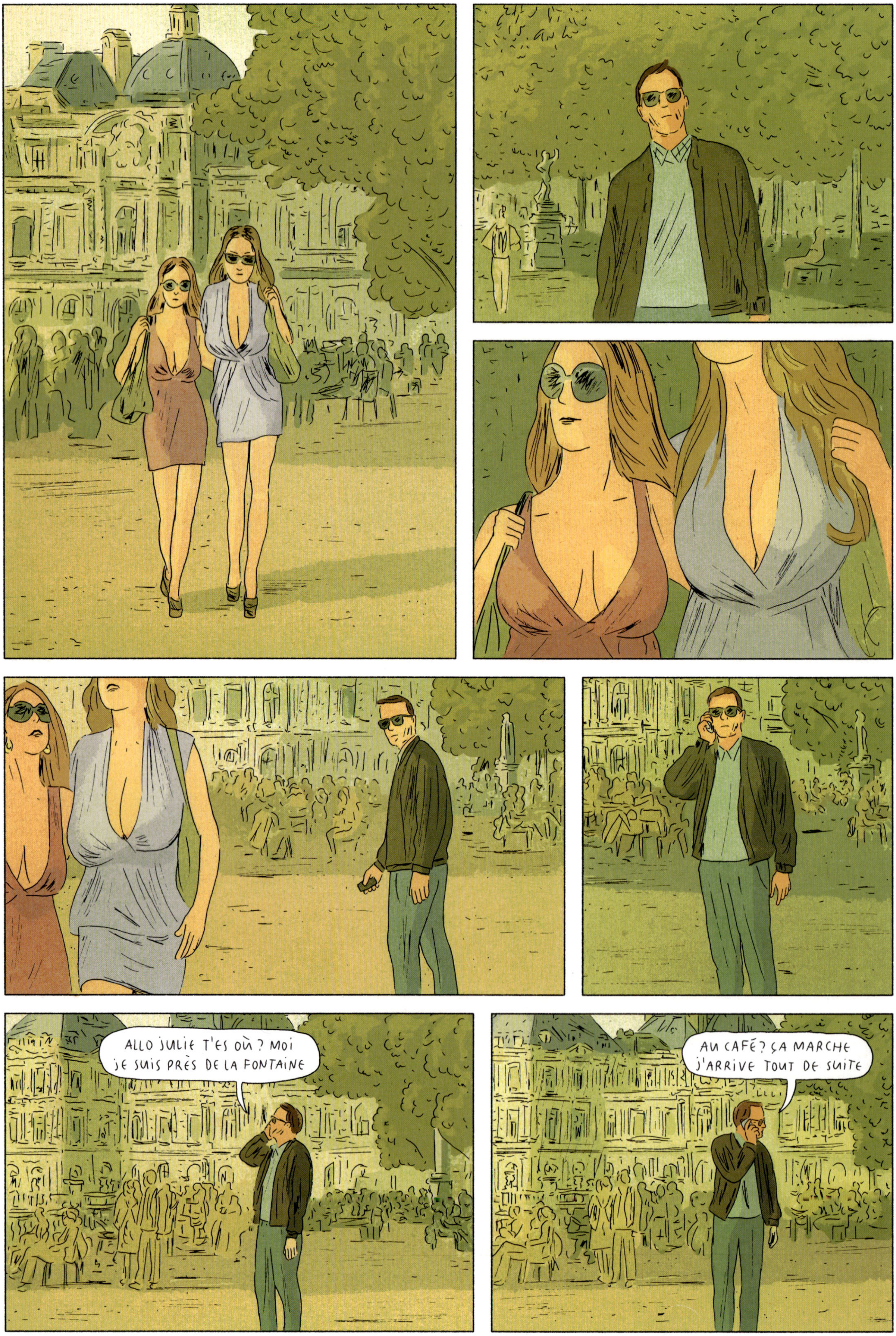
ALLO JULIE T'ES OÙ ? MOI
JE SUIS PRÈS DE LA FONTAINE
AU CAFÉ ? ÇA MARCHE
J'ARRIVE TOUT DE SUITE

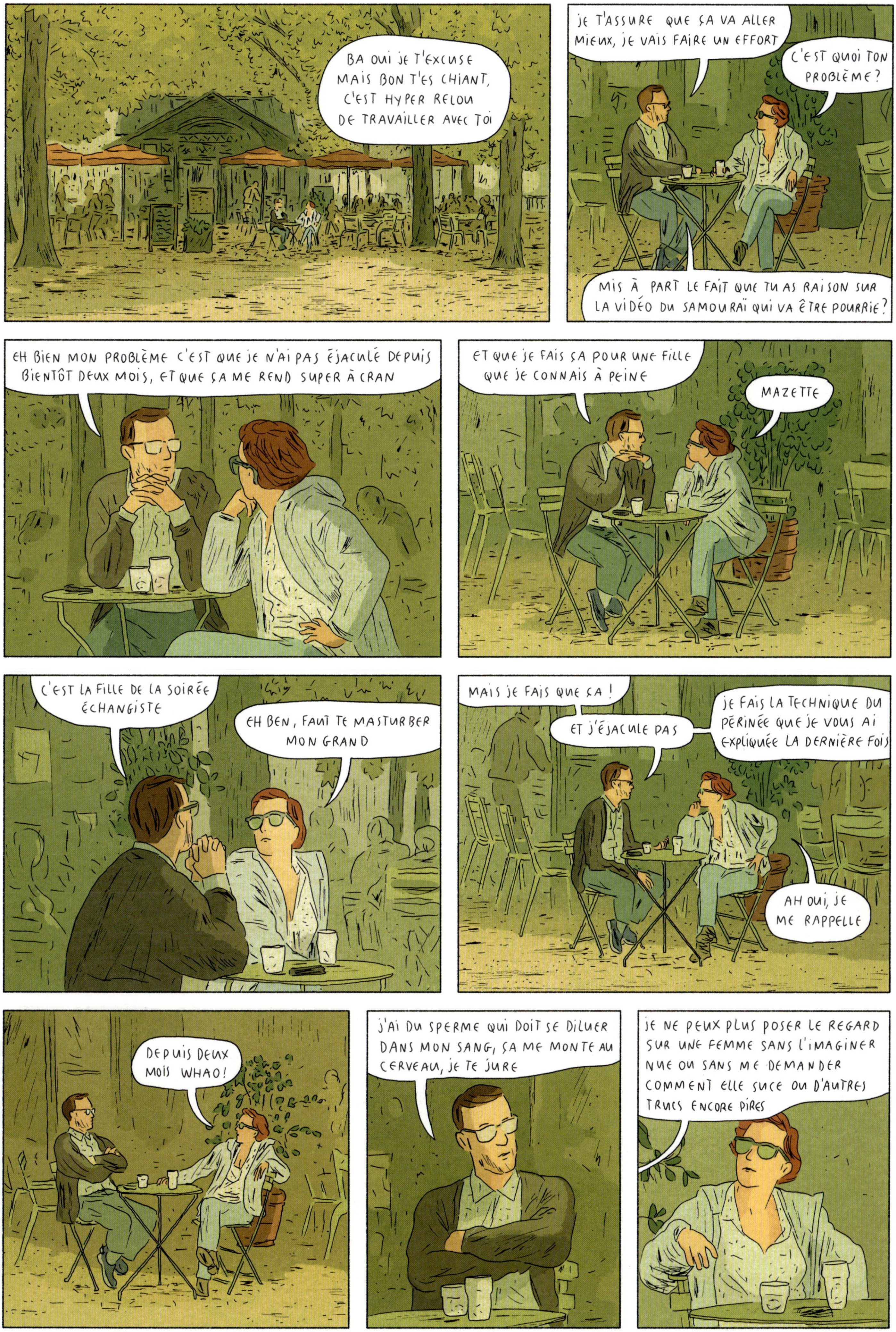
BA OUI JE T'EXCUSE MAIS BON T'ES CHIANT, C'EST HYPER RELOU DE TRAVAILLER AVEC TOI
JE T'ASSURE QUE ÇA VA ALLER MIEUX, JE VAIS FAIRE UN EFFORT
C'EST QUOI TON PROBLÈME ?
MIS À PART LE FAIT QUE TU AS RAISON SUR LA VIDÉO DU SAMOURAÏ QUI VA ÊTRE POURRIE ?
EH BIEN MON PROBLÈME C'EST QUE JE N'AI PAS ÉJACULÉ DEPUIS BIENTÔT DEUX MOIS, ET QUE ÇA ME REND SUPER À CRAN
ET QUE JE FAIS ÇA POUR UNE FILLE QUE JE CONNAIS À PEINE
MAZETTE
C'EST LA FILLE DE LA SOIRÉE ÉCHANGISTE
EH BEN, FAUT TE MASTURBER MON GRAND
MAIS JE FAIS QUE ÇA !
ET J'ÉJACULE PAS
JE FAIS LA TECHNIQUE DU PÉRINÉE QUE JE VOUS AI EXPLIQUÉE LA DERNIÈRE FOIS
AH OUI, JE ME RAPPELLE
DEPUIS DEUX MOIS WHAO !
J'AI DU SPERME QUI DOIT SE DILUER DANS MON SANG, ÇA ME MONTE AU CERVEAU, JE TE JURE
JE NE PEUX PLUS POSER LE REGARD SUR UNE FEMME SANS L'IMAGINER NUE OU SANS ME DEMANDER COMMENT ELLE SUCE OU D'AUTRES TRUCS ENCORE PIRES

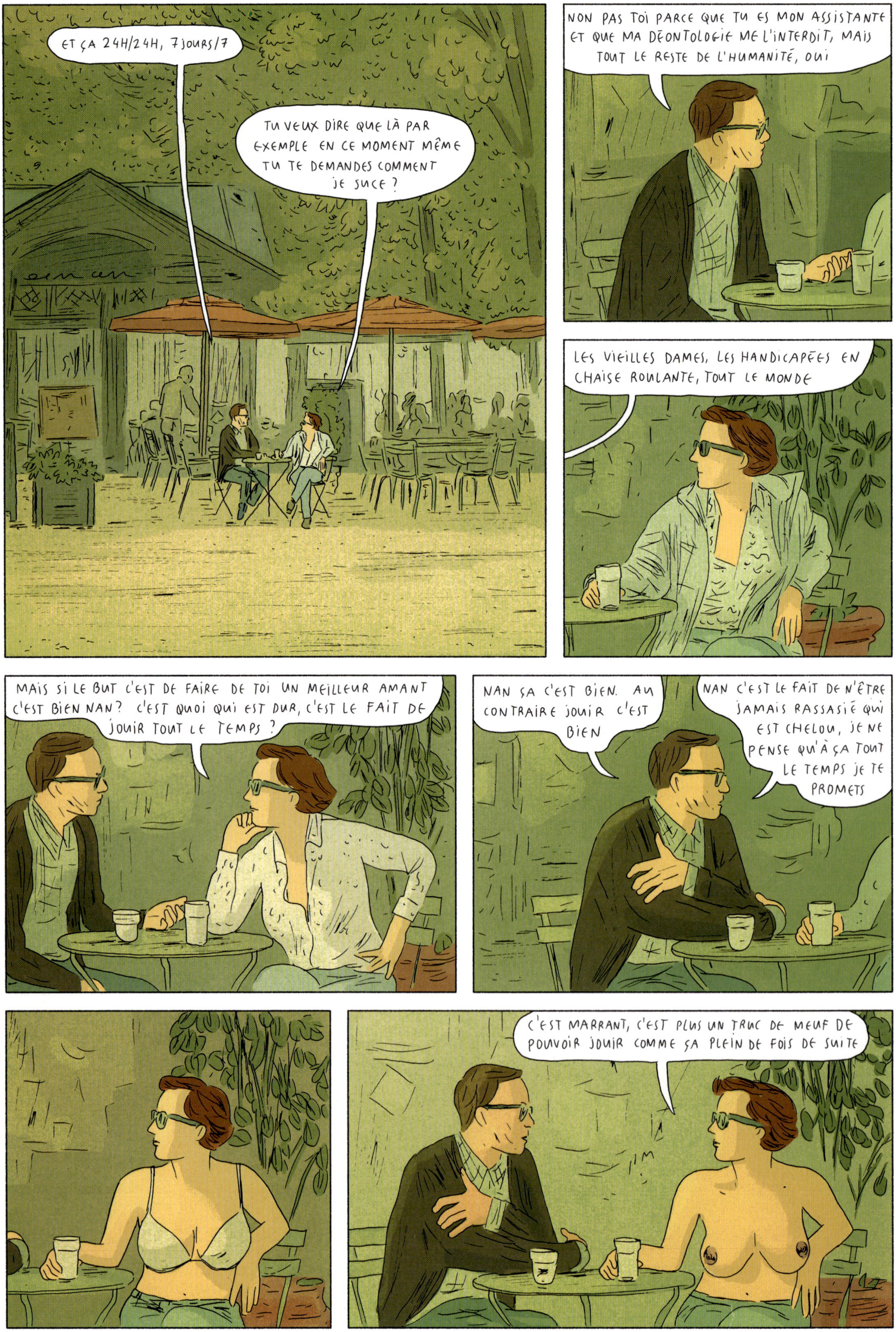
ET ÇA 24H/24H, 7 JOURS/7
TU VEUX DIRE QUE LÀ PAR EXEMPLE EN CE MOMENT MÊME TU TE DEMANDES COMMENT JE SUCE ?
NON PAS TOI PARCE QUE TU ES MON ASSISTANTE ET QUE MA DÉONTOLOGIE ME L'INTERDIT, MAIS TOUT LE RESTE DE L'HUMANITÉ, OUI
LES VIEILLES DAMES, LES HANDICAPÉES EN CHAISE ROULANTE, TOUT LE MONDE
MAIS SI LE BUT C'EST DE FAIRE DE TOI UN MEILLEUR AMANT C'EST BIEN NAN ? C'EST QUOI QUI EST DUR, C'EST LE FAIT DE JOUIR TOUT LE TEMPS ?
NAN ÇA C'EST BIEN. AU CONTRAIRE JOUIR C'EST BIEN
NAN C'EST LE FAIT DE N'ÊTRE JAMAIS RASSASIÉ QUI EST CHELOU, JE NE PENSE QU'À ÇA TOUT LE TEMPS JE TE PROMETS
C'EST MARRANT, C'EST PLUS UN TRUC DE MEUF DE POUVOIR JOUIR COMME ÇA PLEIN DE FOIS DE SUITE

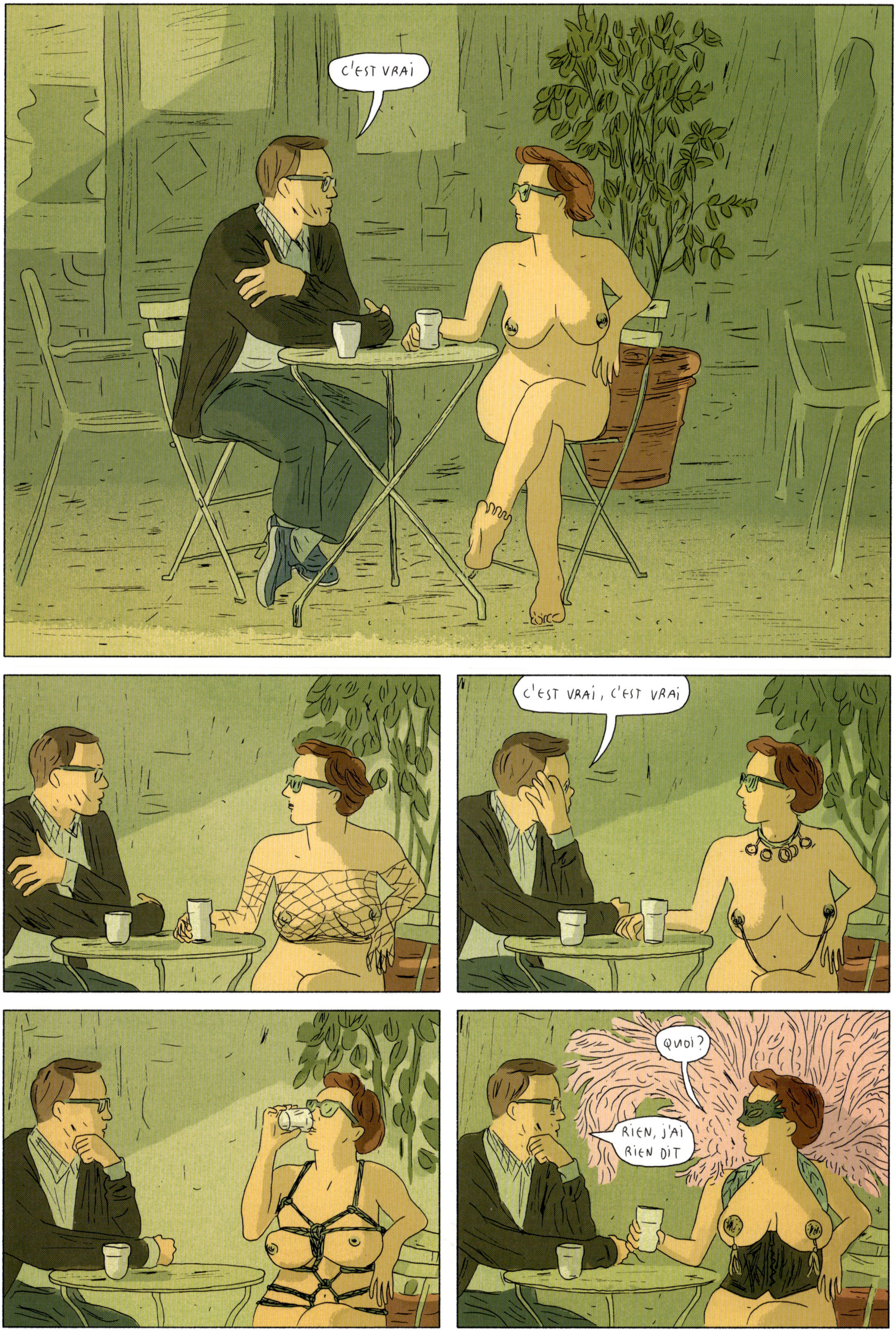
C'EST VRAI
C'EST VRAI, C'EST VRAI
QUOI?
RIEN, J'AI RIEN DIT

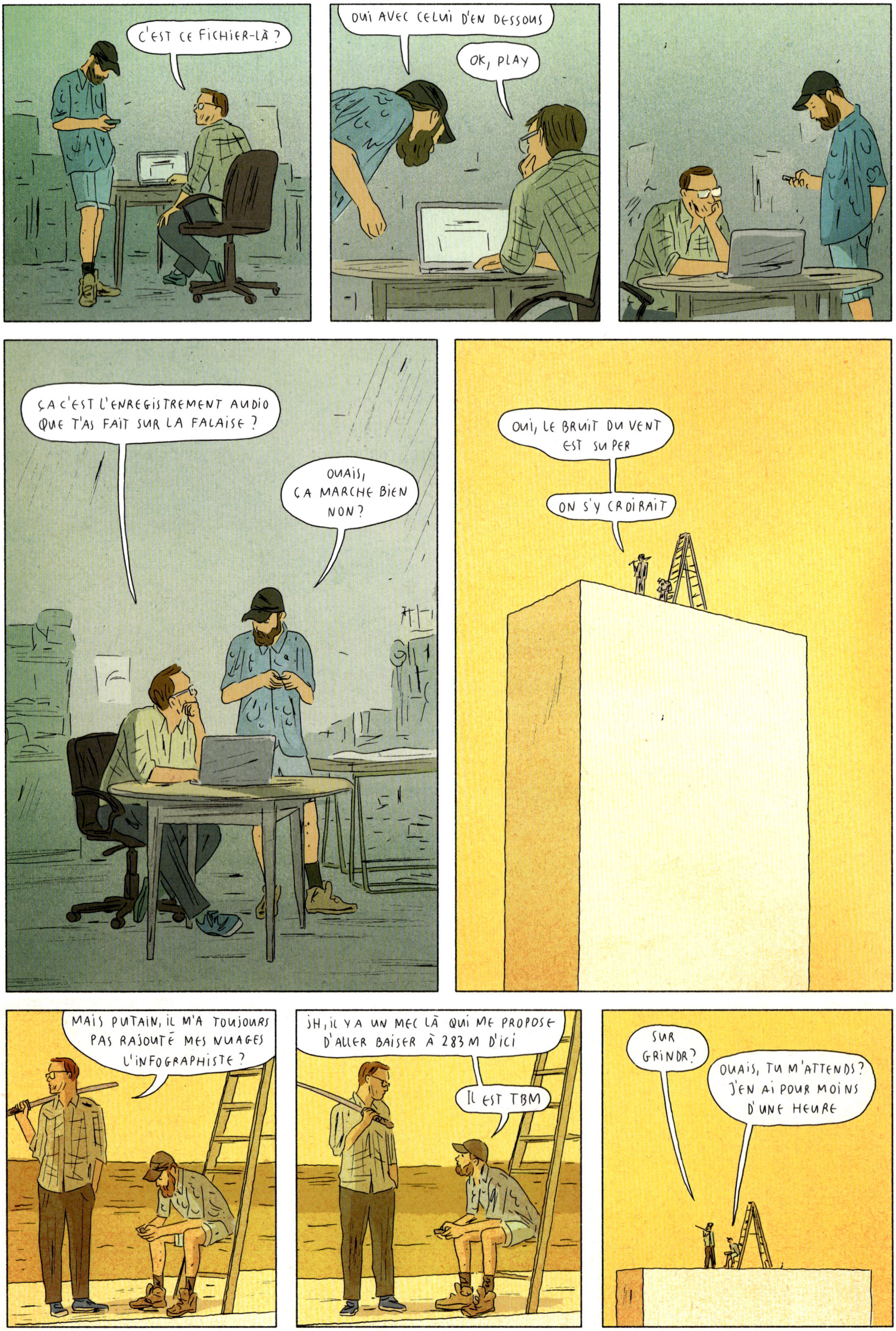
C'EST CE FICHIER-LÀ ?
OUI AVEC CELUI D'EN DESSOUS
OK, PLAY
ÇA C'EST L'ENREGISTREMENT AUDIO QUE T'AS FAIT SUR LA FALAISE ?
OUAIS, ÇA MARCHE BIEN NON ?
OUI, LE BRUIT DU VENT EST SUPER
ON S'Y CROIRAIT
MAIS PUTAIN, IL M'A TOUJOURS PAS RAJOUTÉ MES NUAGES L'INFOGRAPHISTE ?
JH, IL Y A UN MEC LÀ QUI ME PROPOSE D'ALLER BAISER À 283 M D'ICI
IL EST TBM
SUR GRINDR ?
OUAIS, TU M'ATTENDS ? J'EN AI POUR MOINS D'UNE HEURE

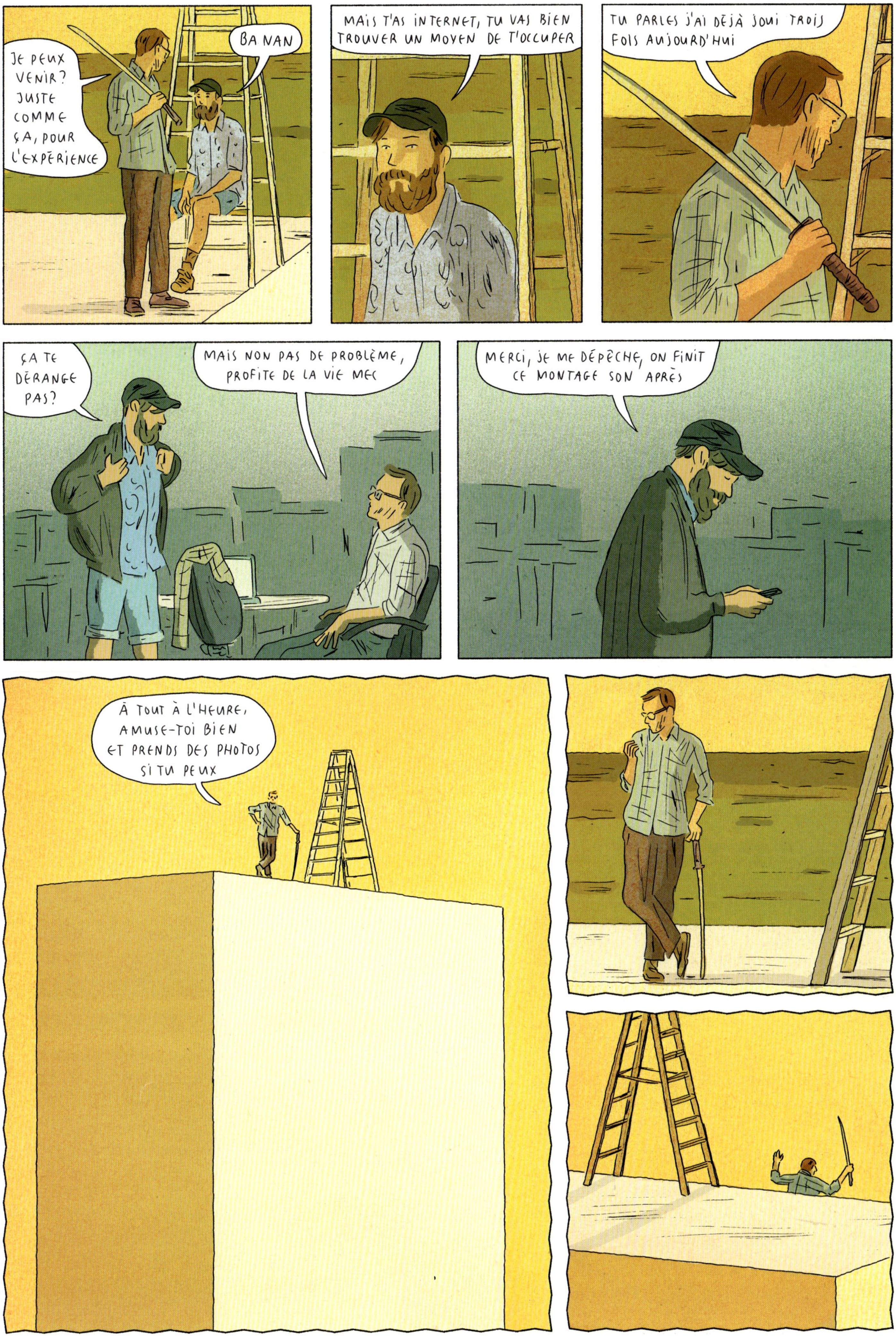
JE PEUX VENIR ? JUSTE COMME ÇA, POUR L'EXPÉRIENCE
BA NAN
MAIS T'AS INTERNET, TU VAS BIEN TROUVER UN MOYEN DE T'OCCUPER
TU PARLES J'AI DÉJÀ JOUI TROIS FOIS AUJOURD'HUI
ÇA TE DÉRANGE PAS ?
MAIS NON PAS DE PROBLÈME, PROFITE DE LA VIE MEC
MERCI, JE ME DÉPÊCHE, ON FINIT CE MONTAGE SON APRÈS
À TOUT À L'HEURE, AMUSE-TOI BIEN ET PRENDS DES PHOTOS SI TU PEUX

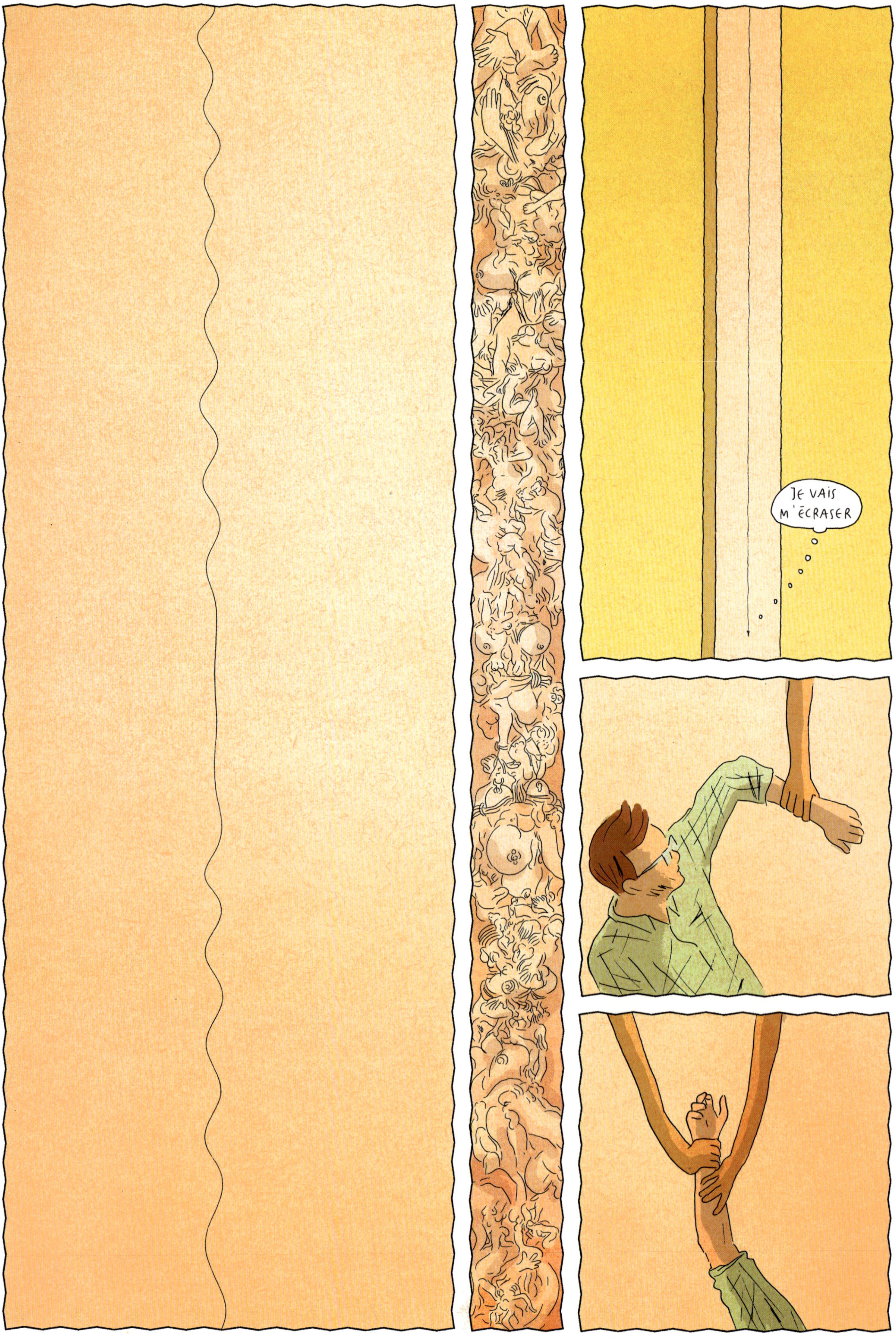
JE VAIS M'ÉCRASER

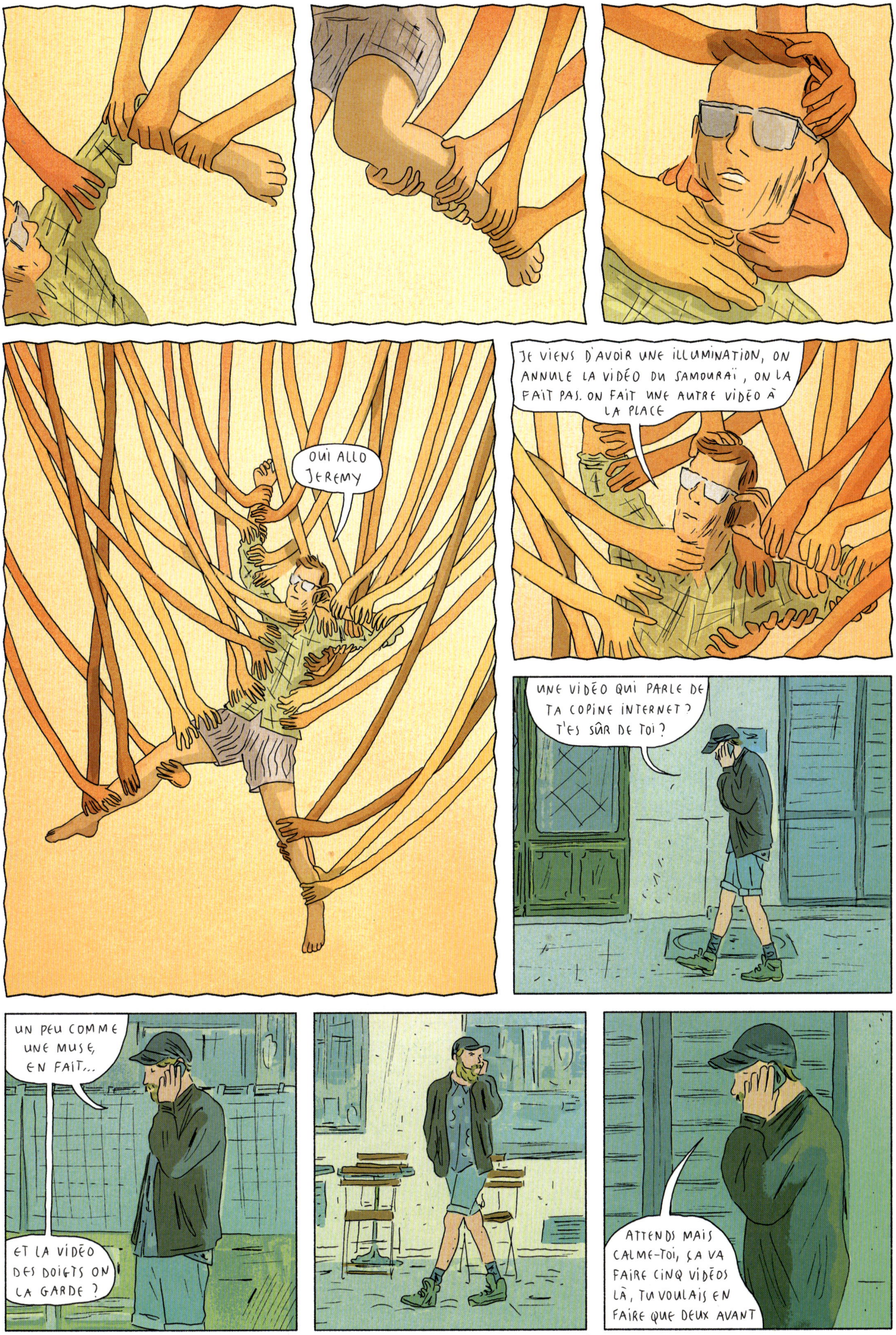
OUI ALLO JEREMY
JE VIENS D'AVOIR UNE ILLUMINATION, ON ANNULE LA VIDÉO DU SAMOURAÏ, ON LA FAIT PAS. ON FAIT UNE AUTRE VIDÉO À LA PLACE
UNE VIDÉO QUI PARLE DE TA COPINE INTERNET ? T'ES SÛR DE TOI ?
UN PEU COMME UNE MUSE, EN FAIT...
ET LA VIDÉO DES DOIGTS ON LA GARDE ?
ATTENDS MAIS CALME-TOI, ÇA VA FAIRE CINQ VIDÉOS LÀ, TU VOULAIS EN FAIRE QUE DEUX AVANT

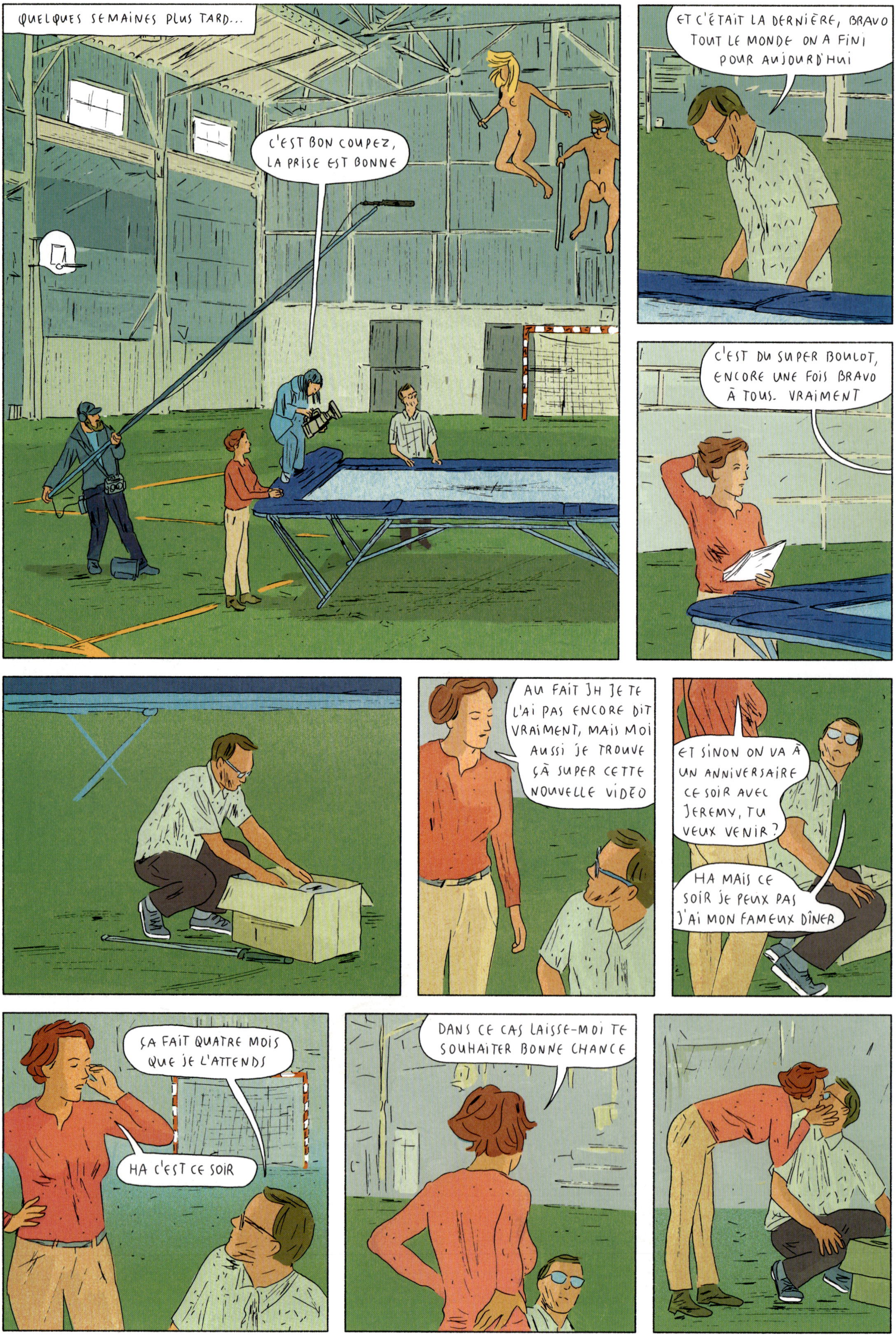
QUELQUES SEMAINES PLUS TARD...
C'EST BON COUPEZ, LA PRISE EST BONNE
ET C'ÉTAIT LA DERNIÈRE, BRAVO TOUT LE MONDE ON A FINI POUR AUJOURD'HUI
C'EST DU SUPER BOULOT, ENCORE UNE FOIS BRAVO À TOUS. VRAIMENT
AU FAIT JH JE TE L'AI PAS ENCORE DIT VRAIMENT, MAIS MOI AUSSI JE TROUVE ÇA SUPER CETTE NOUVELLE VIDÉO
ET SINON ON VA À UN ANNIVERSAIRE CE SOIR AVEC JEREMY, TU VEUX VENIR ?
HA MAIS CE SOIR JE PEUX PAS J'AI MON FAMEUX DÎNER
ÇA FAIT QUATRE MOIS QUE JE L'ATTENDS
HA C'EST CE SOIR
DANS CE CAS LAISSE-MOI TE SOUHAITER BONNE CHANCE

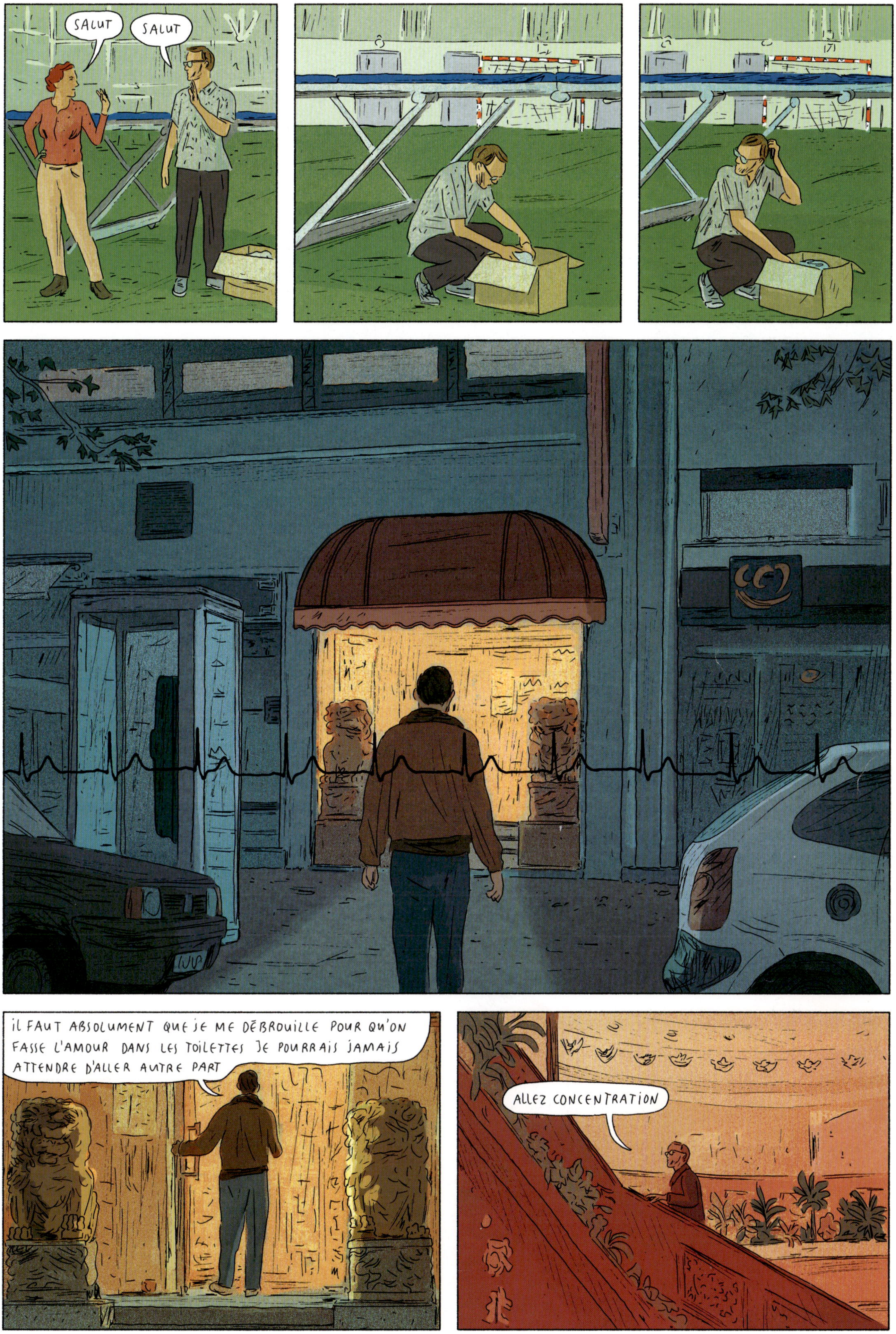
SALUT
SALUT
IL FAUT ABSOLUMENT QUE JE ME DÉBROUILLE POUR QU'ON FASSE L'AMOUR DANS LES TOILETTES JE POURRAIS JAMAIS ATTENDRE D'ALLER AUTRE PART
ALLEZ CONCENTRATION

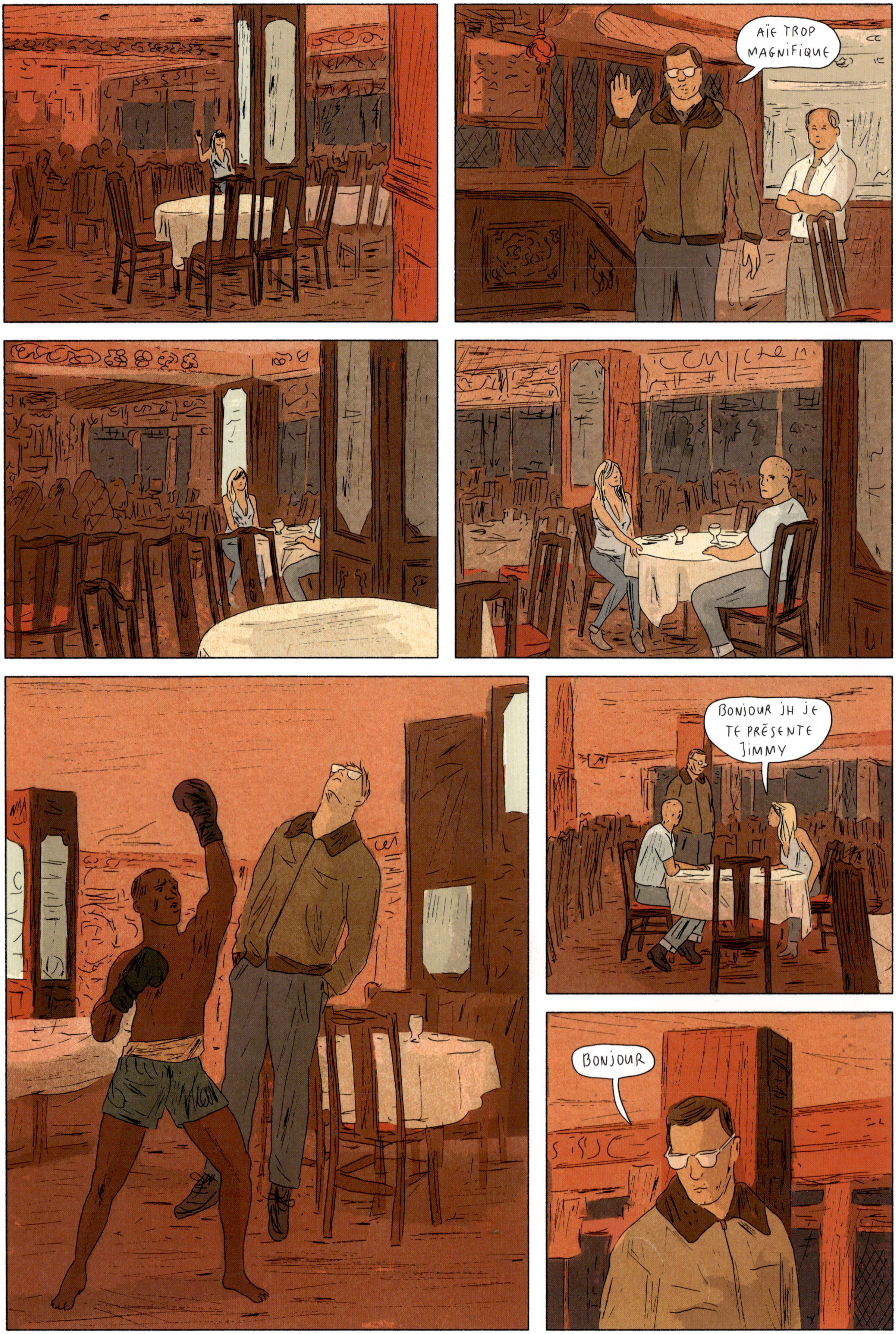
AÏE TROP MAGNIFIQUE
BONJOUR JH JE TE PRÉSENTE JIMMY
BONJOUR

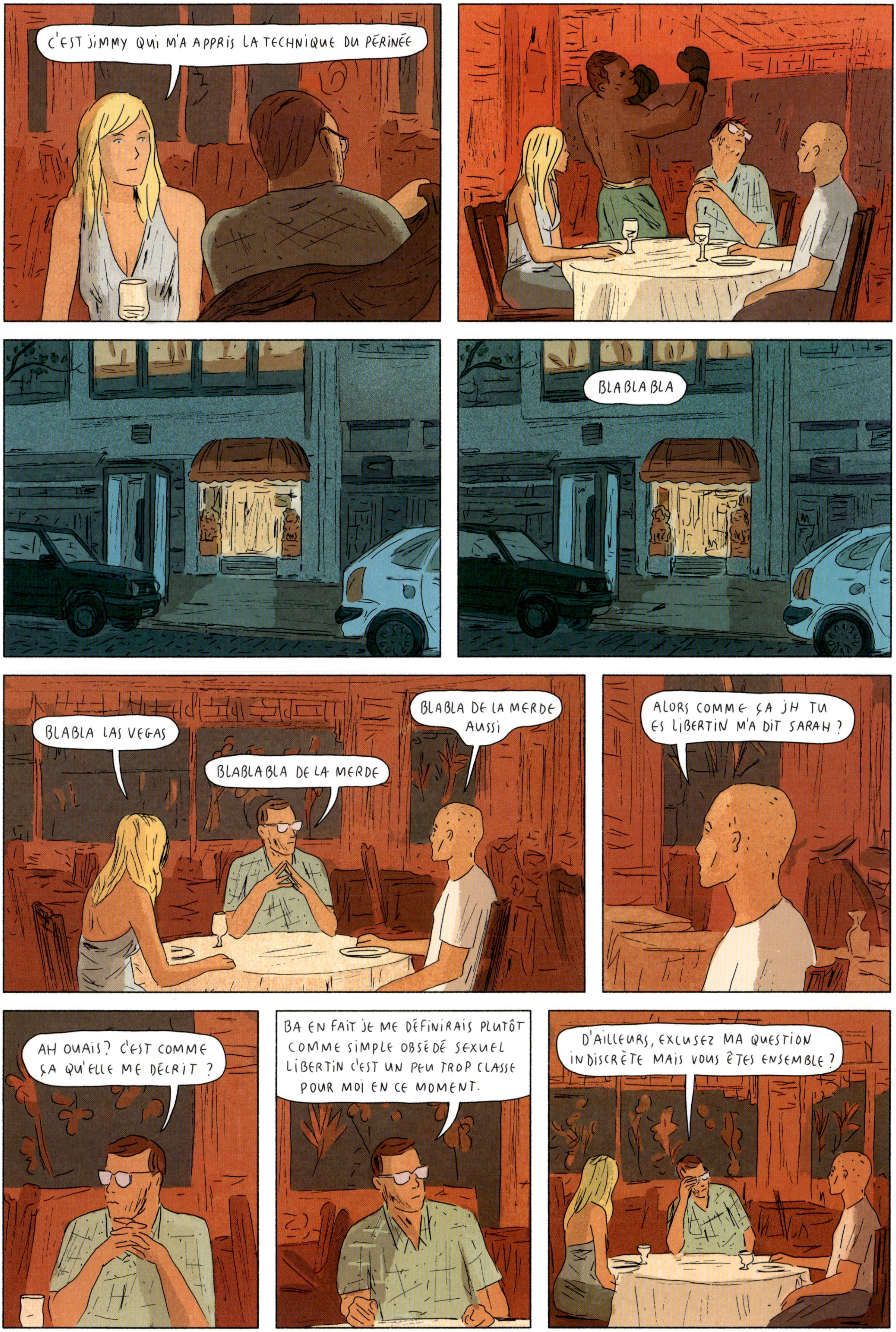
C'EST JIMMY QUI M'A APPRIS LA TECHNIQUE DU PÉRINÉE
BLABLABLA
BLABLA LAS VEGAS
BLABLABLA DE LA MERDE
BLABLA DE LA MERDE AUSSI
ALORS COMME ÇA JH TU ES LIBERTIN M'A DIT SARAH ?
AH OUAIS? C'EST COMME ÇA QU'ELLE ME DÉCRIT ?
BA EN FAIT JE ME DÉFINIRAIS PLUTÔT COMME SIMPLE OBSÉDÉ SEXUEL LIBERTIN C'EST UN PEU TROP CLASSE POUR MOI EN CE MOMENT.
D'AILLEURS, EXCUSEZ MA QUESTION INDISCRÈTE MAIS VOUS ÊTES ENSEMBLE ?

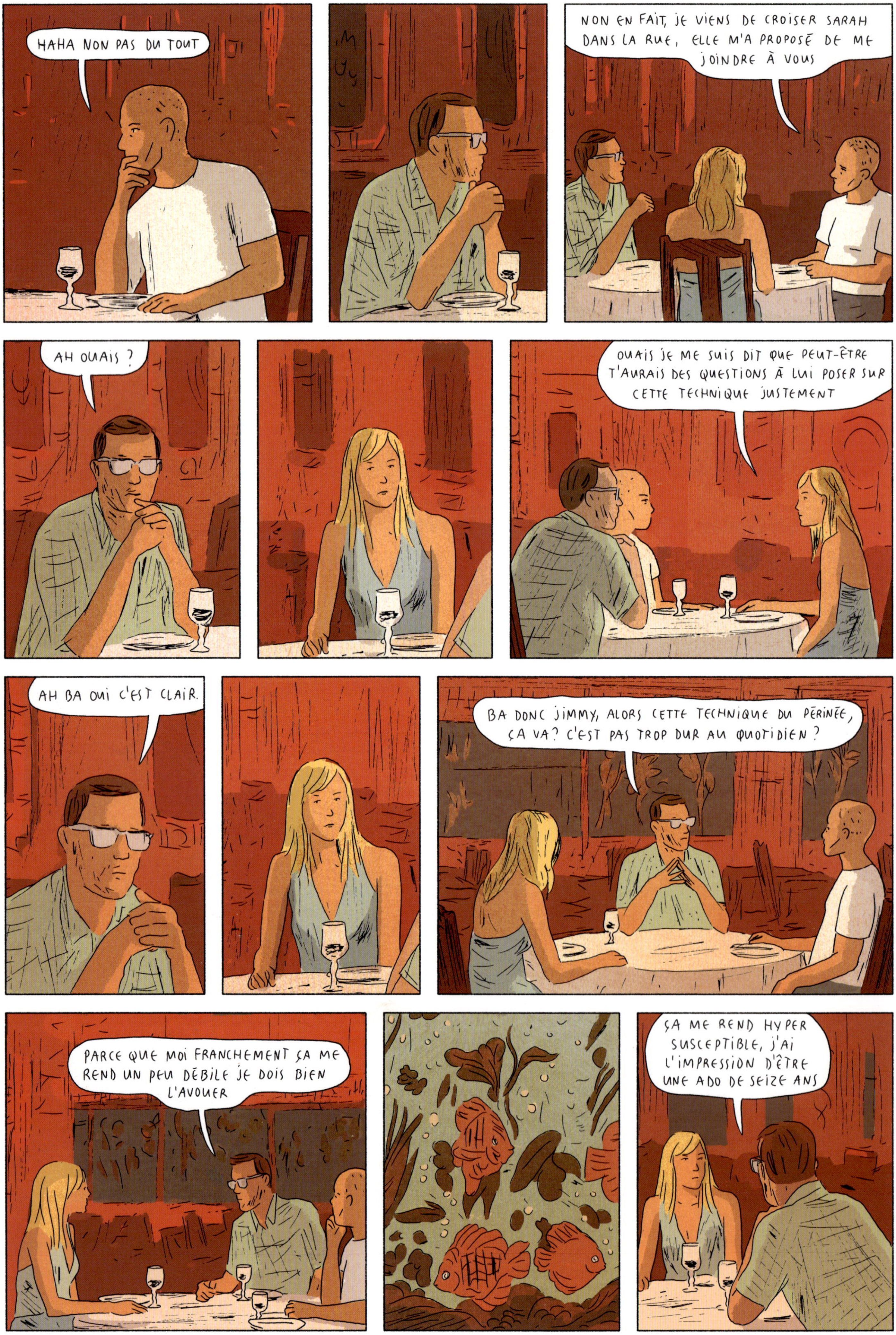
HAHA NON PAS DU TOUT
NON EN FAIT, JE VIENS DE CROISER SARAH DANS LA RUE, ELLE M'A PROPOSÉ DE ME JOINDRE À VOUS
AH OUAIS ?
OUAIS JE ME SUIS DIT QUE PEUT-ÊTRE T'AURAIS DES QUESTIONS À LUI POSER SUR CETTE TECHNIQUE JUSTEMENT
AH BA OUI C'EST CLAIR.
BA DONC JIMMY, ALORS CETTE TECHNIQUE DU PÉRINÉE, ÇA VA? C'EST PAS TROP DUR AU QUOTIDIEN ?
PARCE QUE MOI FRANCHEMENT ÇA ME REND UN PEU DÉBILE JE DOIS BIEN L'AVOUER
ÇA ME REND HYPER SUSCEPTIBLE, J'AI L'IMPRESSION D'ÊTRE UNE ADO DE SEIZE ANS

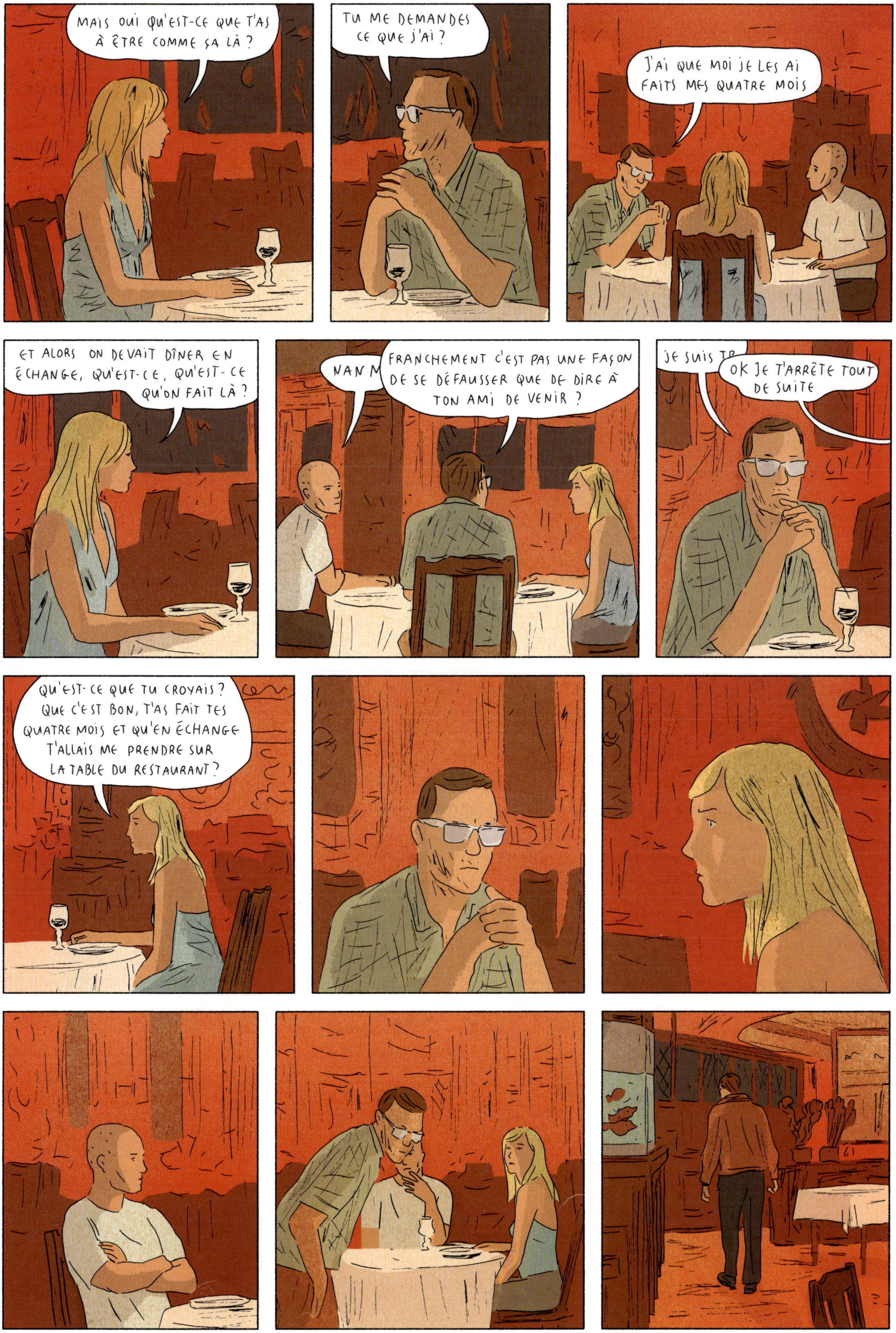
MAIS OUI QU'EST-CE QUE T'AS À ÊTRE COMME ÇA LÀ ?
TU ME DEMANDES CE QUE J'AI ?
J'AI QUE MOI JE LES AI FAITS MES QUATRE MOIS
ET ALORS ON DEVAIT DÎNER EN ÉCHANGE, QU'EST-CE, QU'EST-CE QU'ON FAIT LÀ ?
NAN M
FRANCHEMENT C'EST PAS UNE FAÇON DE SE DÉFAUSSER QUE DE DIRE À TON AMI DE VENIR ?
JE SUIS
OK JE T'ARRÊTE TOUT DE SUITE
QU'EST-CE QUE TU CROYAIS ? QUE C'EST BON, T'AS FAIT TES QUATRE MOIS ET QU'EN ÉCHANGE T'ALLAIS ME PRENDRE SUR LA TABLE DU RESTAURANT ?

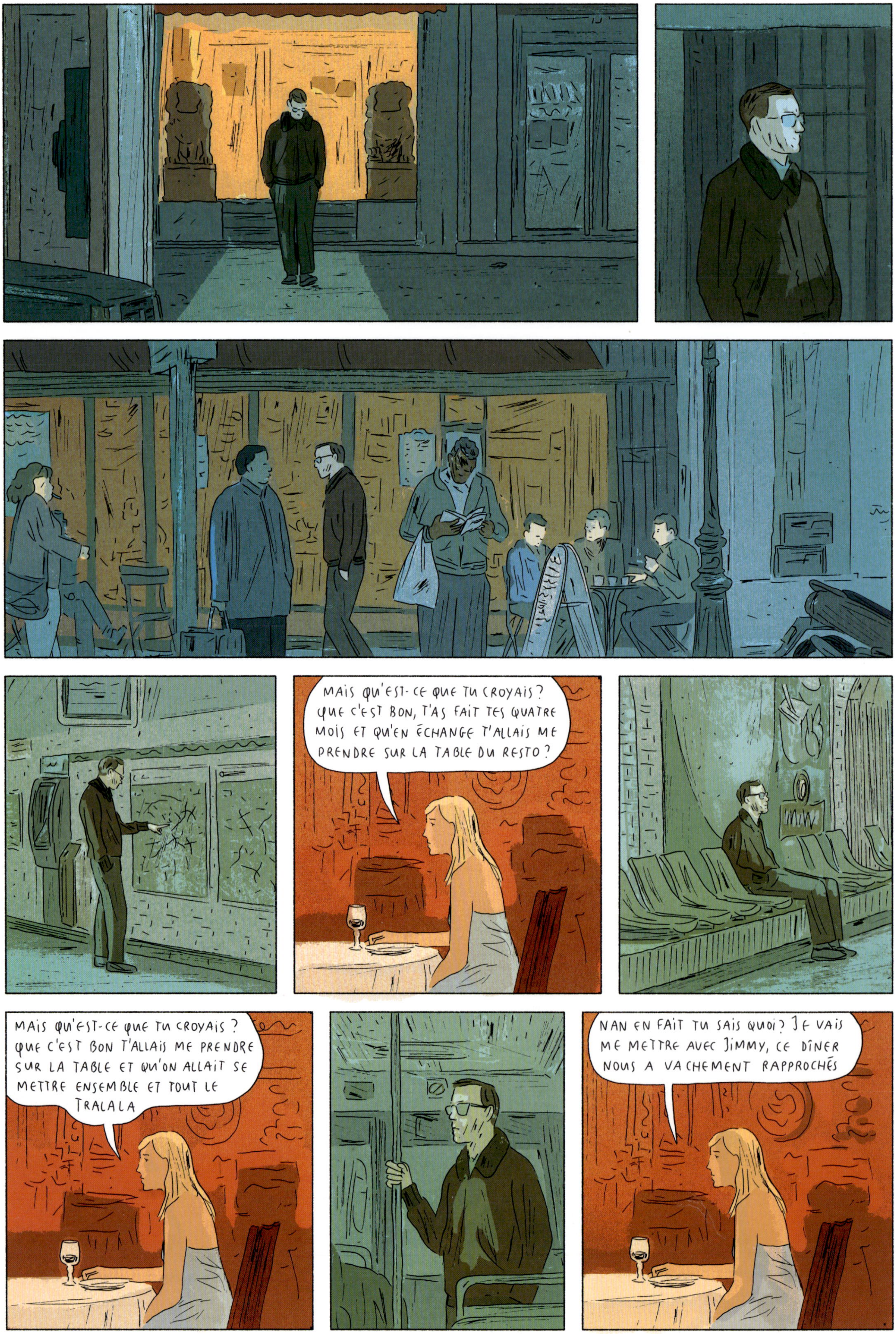
MAIS QU'EST-CE QUE TU CROYAIS? QUE C'EST BON, T'AS FAIT TES QUATRE MOIS ET QU'EN ÉCHANGE T'ALLAIS ME PRENDRE SUR LA TABLE DU RESTO?
MAIS QU'EST-CE QUE TU CROYAIS? QUE C'EST BON T'ALLAIS ME PRENDRE SUR LA TABLE ET QU'ON ALLAIT SE METTRE ENSEMBLE ET TOUT LE TRALALA
NAN EN FAIT TU SAIS QUOI? JE VAIS ME METTRE AVEC JIMMY, CE DÎNER NOUS A VACHEMENT RAPPROCHÉS

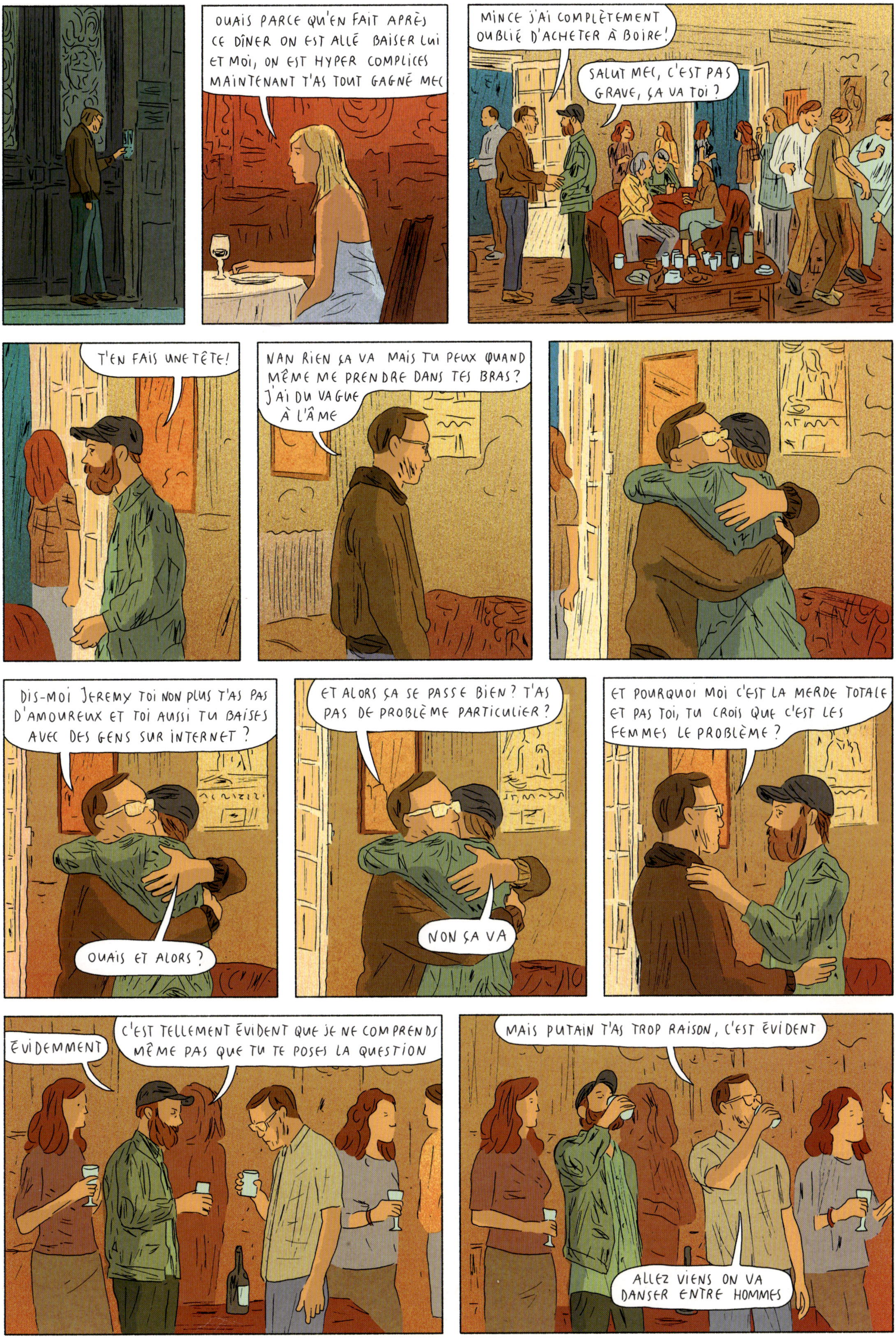
OUAIS PARCE QU'EN FAIT APRÈS CE DÎNER ON EST ALLÉ BAISER LUI ET MOI, ON EST HYPER COMPLICES MAINTENANT T'AS TOUT GAGNÉ MEC
MINCE J'AI COMPLÈTEMENT OUBLIÉ D'ACHETER À BOIRE!
SALUT MEC, C'EST PAS GRAVE, ÇA VA TOI ?
T'EN FAIS UNE TÊTE!
NAN RIEN ÇA VA MAIS TU PEUX QUAND MÊME ME PRENDRE DANS TES BRAS ? J'AI DU VAGUE À L'ÂME
DIS-MOI JEREMY TOI NON PLUS T'AS PAS D'AMOUREUX ET TOI AUSSI TU BAISES AVEC DES GENS SUR INTERNET ?
OUAIS ET ALORS ?
ET ALORS ÇA SE PASSE BIEN ? T'AS PAS DE PROBLÈME PARTICULIER ?
NON ÇA VA
ET POURQUOI MOI C'EST LA MERDE TOTALE ET PAS TOI, TU CROIS QUE C'EST LES FEMMES LE PROBLÈME ?
ÉVIDEMMENT
C'EST TELLEMENT ÉVIDENT QUE JE NE COMPRENDS MÊME PAS QUE TU TE POSES LA QUESTION
MAIS PUTAIN T'AS TROP RAISON, C'EST ÉVIDENT
ALLEZ VIENS ON VA DANSER ENTRE HOMMES

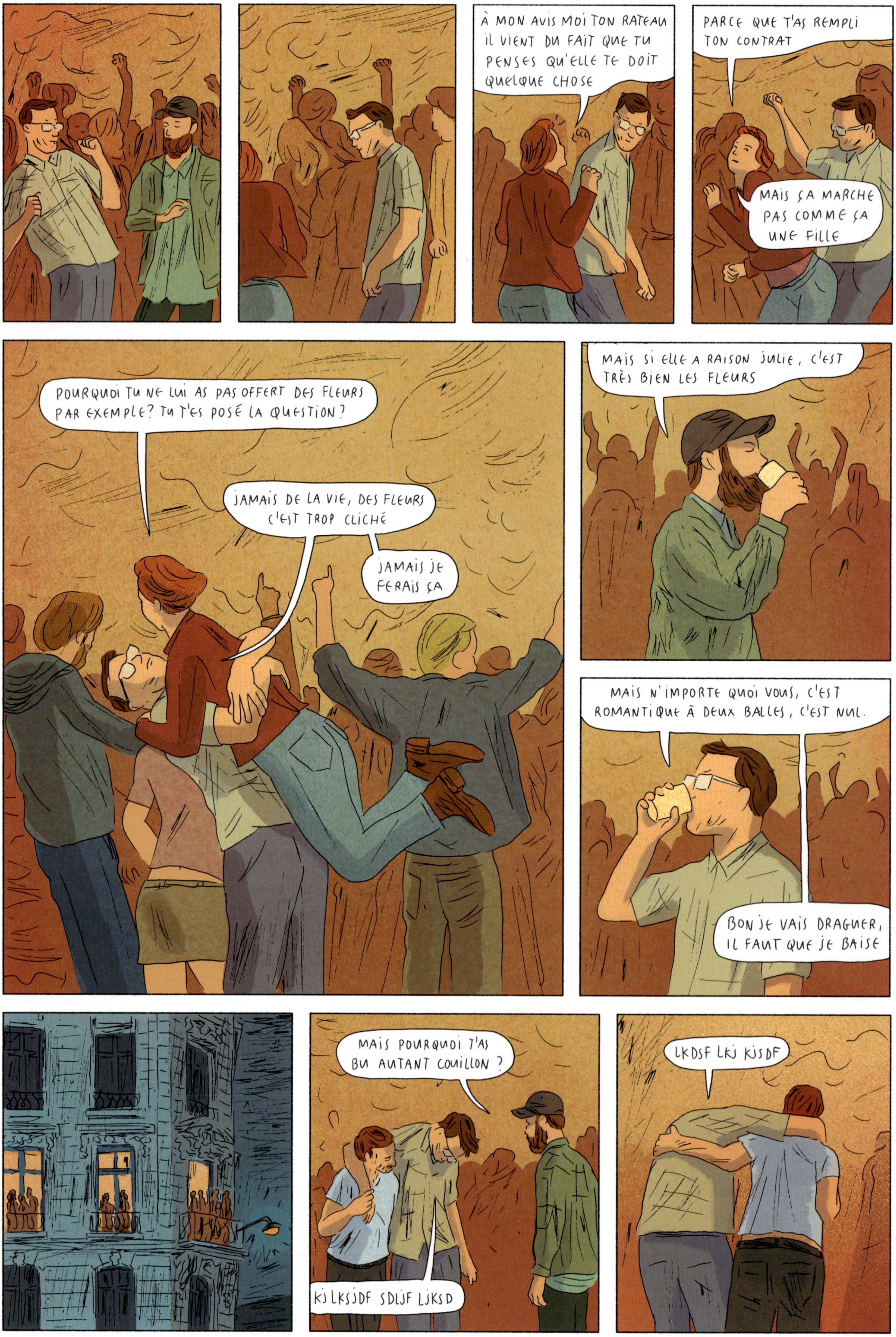
À MON AVIS MOI TON RATEAU IL VIENT DU FAIT QUE TU PENSES QU'ELLE TE DOIT QUELQUE CHOSE
PARCE QUE T'AS REMPLI TON CONTRAT
MAIS ÇA MARCHE PAS COMME ÇA UNE FILLE
POURQUOI TU NE LUI AS PAS OFFERT DES FLEURS PAR EXEMPLE? TU T'ES POSÉ LA QUESTION?
JAMAIS DE LA VIE, DES FLEURS C'EST TROP CLICHÉ
JAMAIS JE FERAIS ÇA
MAIS SI ELLE A RAISON JULIE, C'EST TRÈS BIEN LES FLEURS
MAIS N'IMPORTE QUOI VOUS, C'EST ROMANTIQUE À DEUX BALLES, C'EST NUL.
BON JE VAIS DRAGUER, IL FAUT QUE JE BAISE
MAIS POURQUOI T'AS BU AUTANT COUILLON ?
KJ LKSJDF SDLJF LJKSD
LKDSF LKJ KJSDF

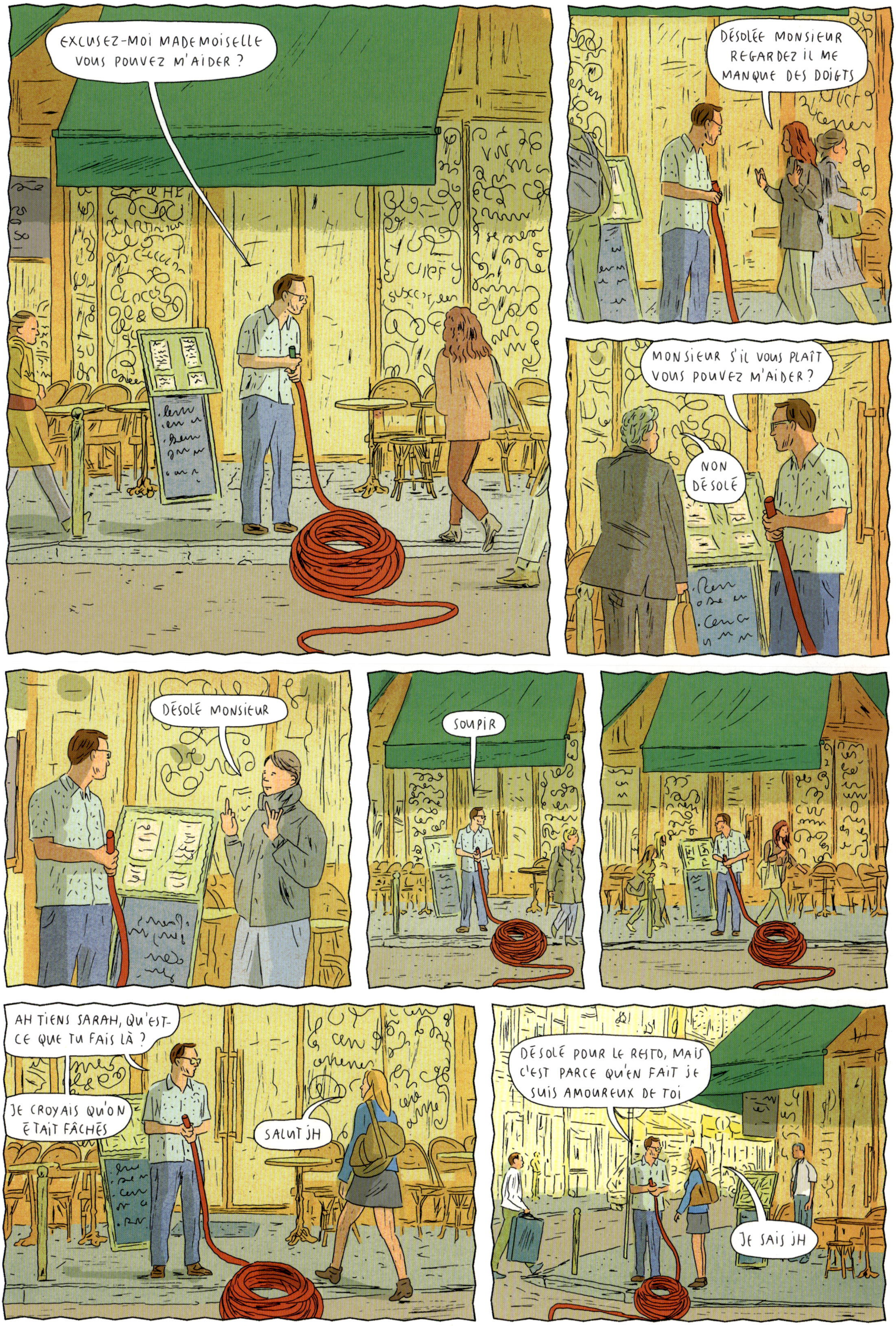
EXCUSEZ-MOI MADEMOISELLE VOUS POUVEZ M'AIDER ?
DÉSOLÉE MONSIEUR REGARDEZ IL ME MANQUE DES DOIGTS
MONSIEUR S'IL VOUS PLAÎT VOUS POUVEZ M'AIDER ?
NON DÉSOLÉ
DÉSOLÉ MONSIEUR
SOUPIR
AH TIENS SARAH, QU'EST-CE QUE TU FAIS LÀ ?
JE CROYAIS QU'ON ÉTAIT FÂCHÉS
SALUT JH
DÉSOLÉ POUR LE RESTO, MAIS C'EST PARCE QU'EN FAIT JE SUIS AMOUREUX DE TOI
JE SAIS JH

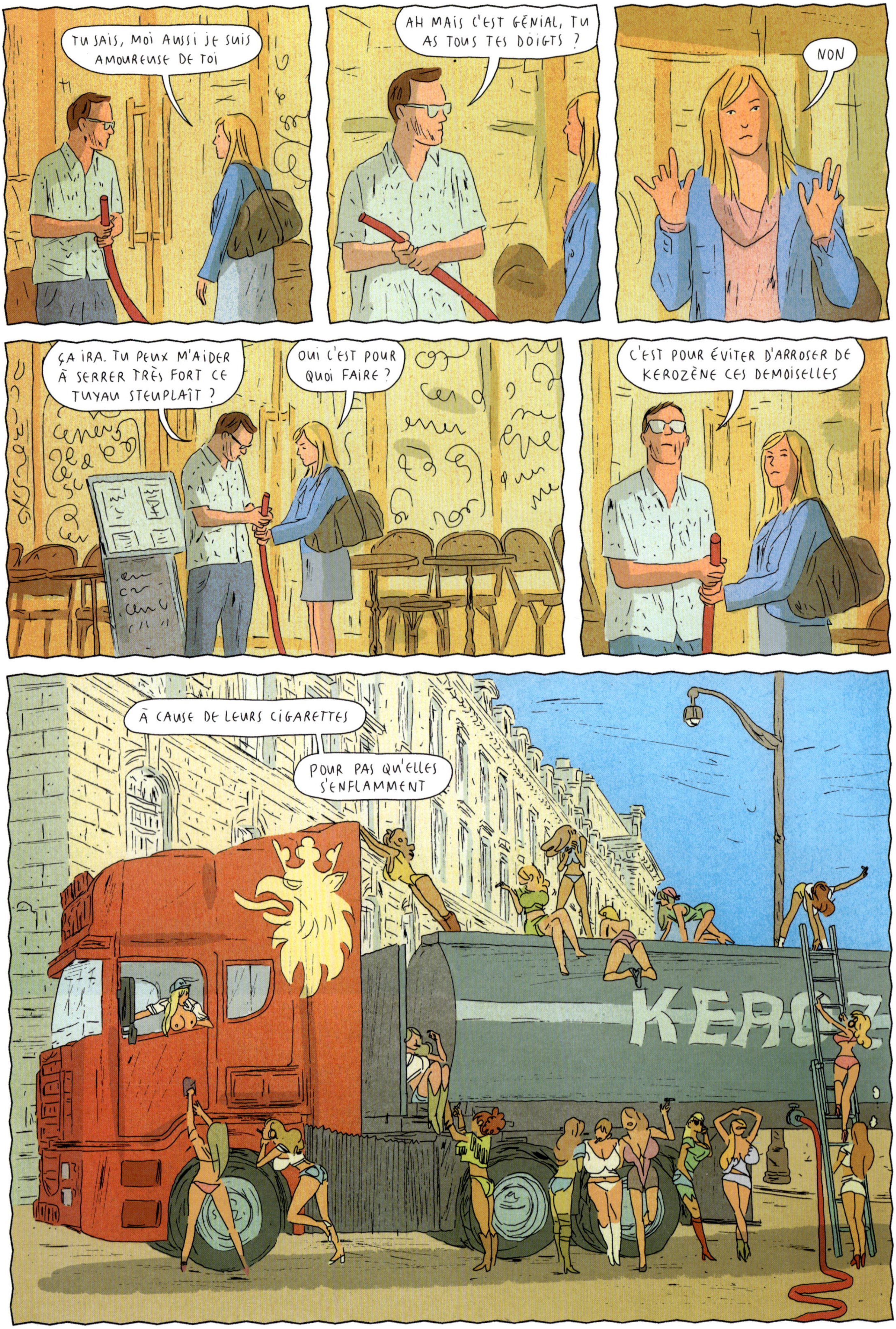
TU SAIS, MOI AUSSI JE SUIS AMOUREUSE DE TOI
AH MAIS C'EST GÉNIAL, TU AS TOUS TES DOIGTS ?
NON
ÇA IRA. TU PEUX M'AIDER À SERRER TRÈS FORT CE TUYAU STEUPLAÎT ?
OUI C'EST POUR QUOI FAIRE ?
C'EST POUR ÉVITER D'ARROSER DE KEROZÈNE CES DEMOISELLES
À CAUSE DE LEURS CIGARETTES
POUR PAS QU'ELLES S'ENFLAMMENT
KEROZ

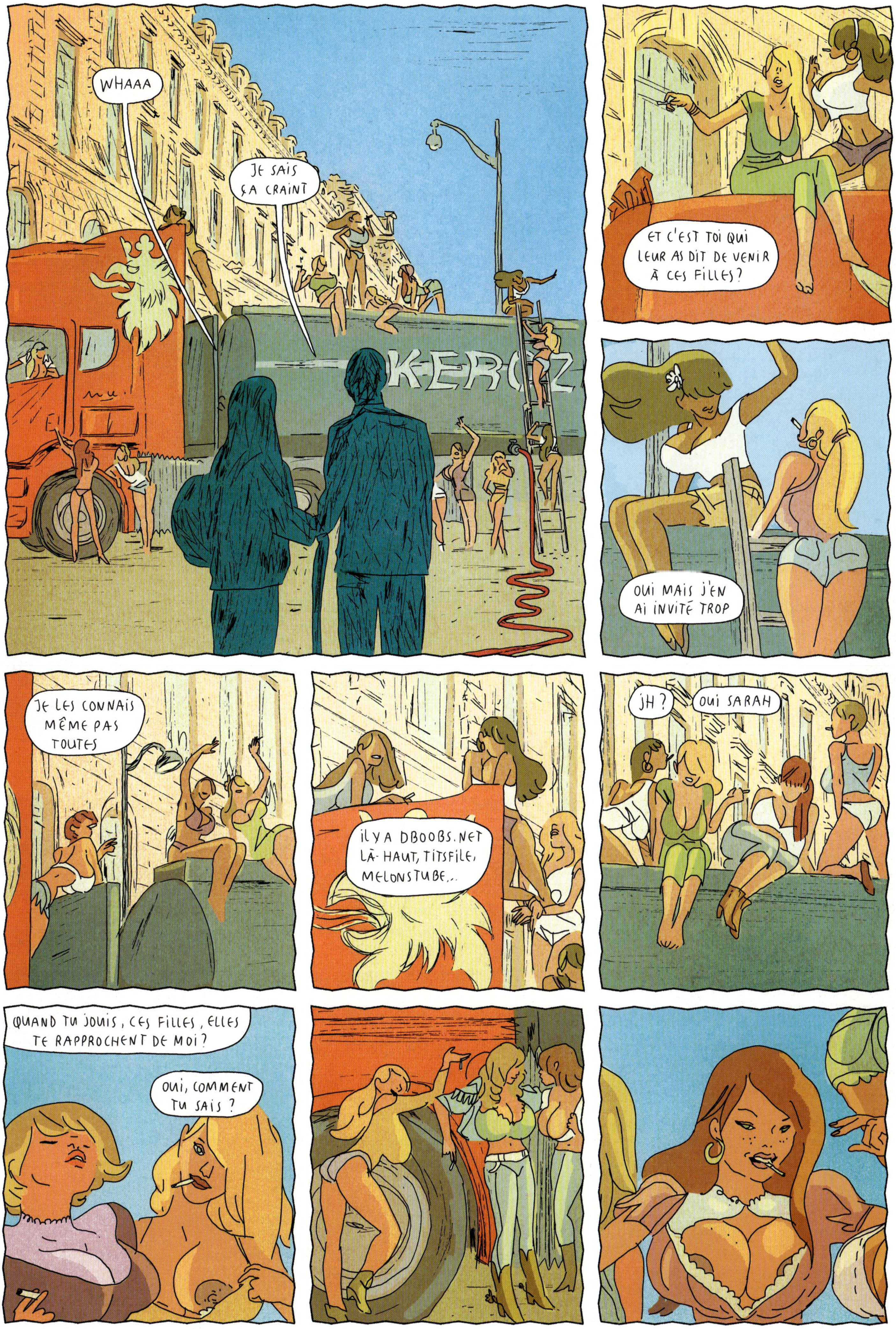
WHAAA
JE SAIS ÇA CRAINT
ET C'EST TOI QUI LEUR AS DIT DE VENIR À CES FILLES?
OUI MAIS J'EN AI INVITÉ TROP
JE LES CONNAIS MÊME PAS TOUTES
IL Y A DBOOBS.NET LÀ-HAUT, TITSFILE, MELONSTUBE...
JH?
OUI SARAH
QUAND TU JOUIS, CES FILLES, ELLES TE RAPPROCHENT DE MOI?
OUI, COMMENT TU SAIS?

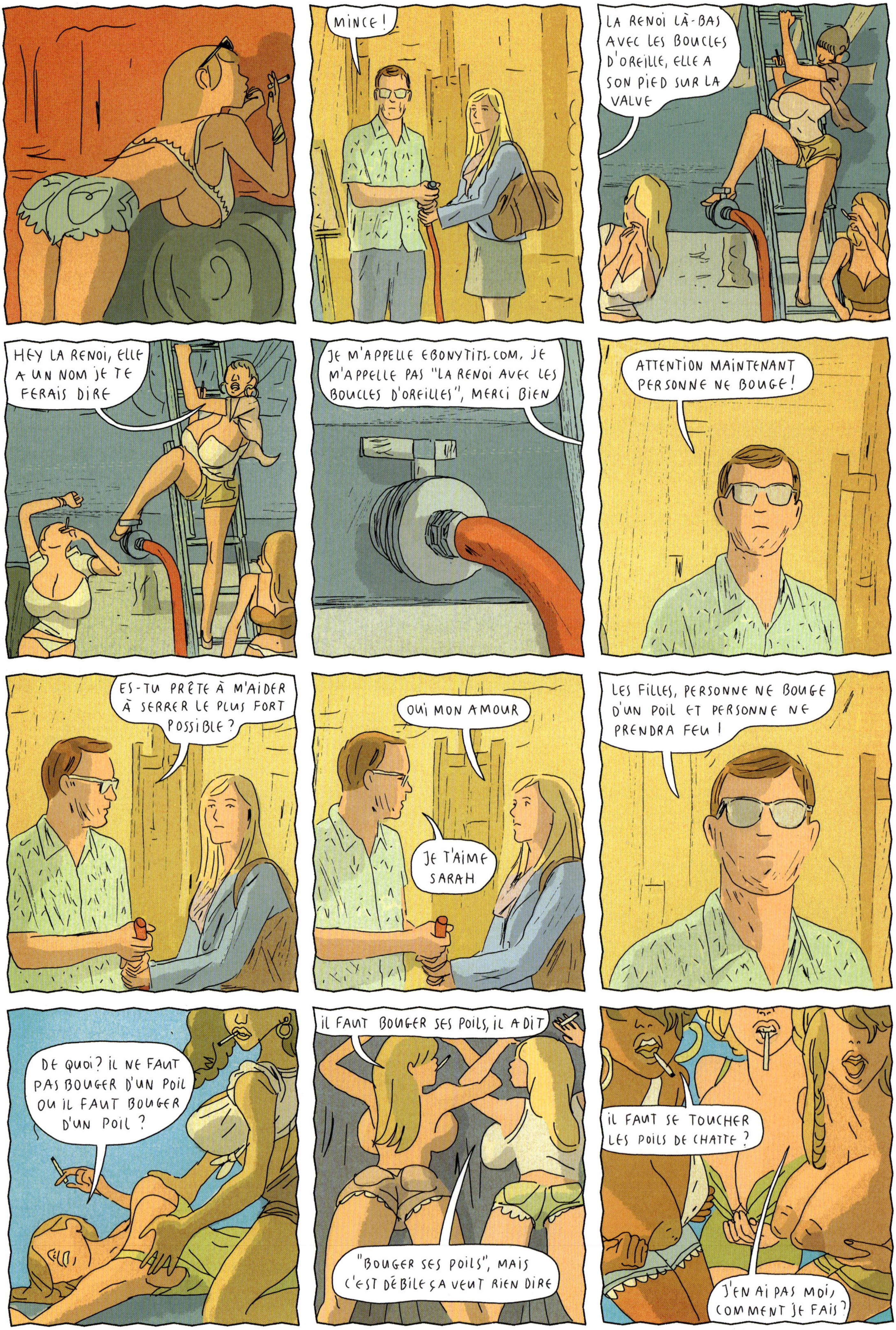
MINCE !
LA RENOI LÀ-BAS AVEC LES BOUCLES D'OREILLE, ELLE A SON PIED SUR LA VALVE
HEY LA RENOI, ELLE A UN NOM JE TE FERAIS DIRE
JE M'APPELLE EBONYTITS.COM, JE M'APPELLE PAS "LA RENOI AVEC LES BOUCLES D'OREILLES", MERCI BIEN
ATTENTION MAINTENANT PERSONNE NE BOUGE !
ES-TU PRÊTE À M'AIDER À SERRER LE PLUS FORT POSSIBLE ?
OUI MON AMOUR
JE T'AIME SARAH
LES FILLES, PERSONNE NE BOUGE D'UN POIL ET PERSONNE NE PRENDRA FEU !
DE QUOI ? IL NE FAUT PAS BOUGER D'UN POIL OU IL FAUT BOUGER D'UN POIL ?
IL FAUT BOUGER SES POILS, IL A DIT
"BOUGER SES POILS", MAIS C'EST DÉBILE ÇA VEUT RIEN DIRE
IL FAUT SE TOUCHER LES POILS DE CHATTE ?
J'EN AI PAS MOI, COMMENT JE FAIS ?

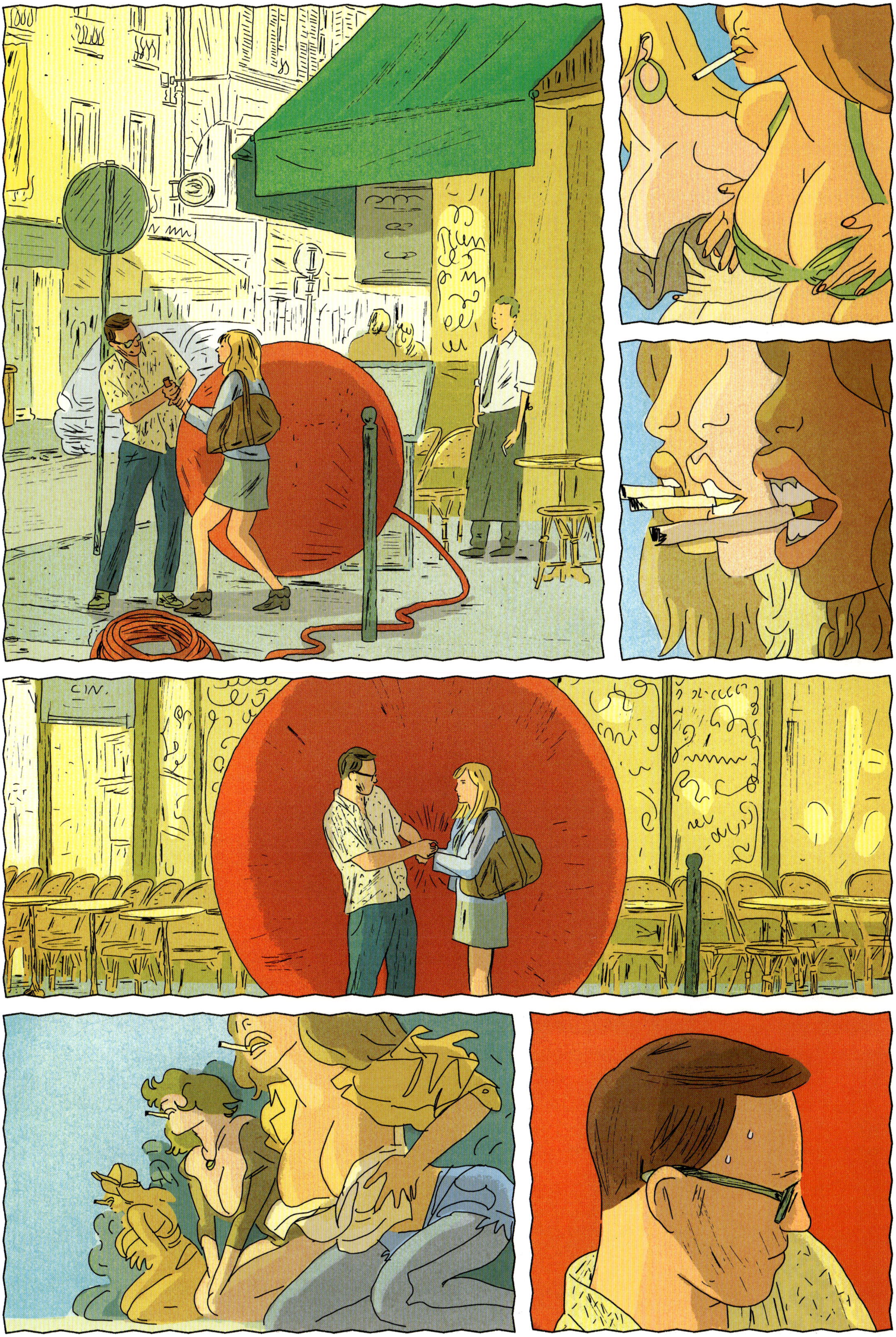
CIN.

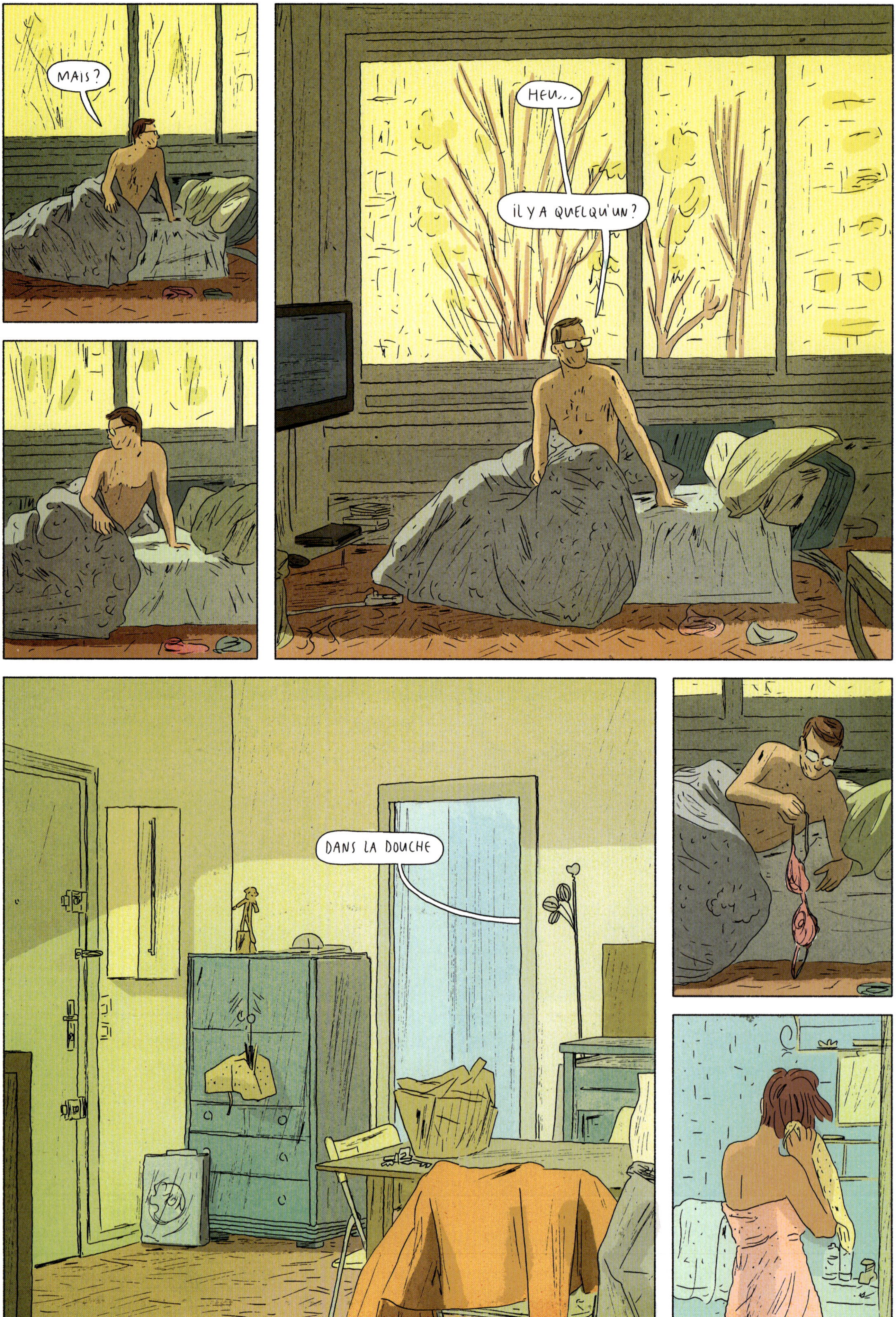
MAIS?
HEU...
IL Y A QUELQU'UN?
DANS LA DOUCHE

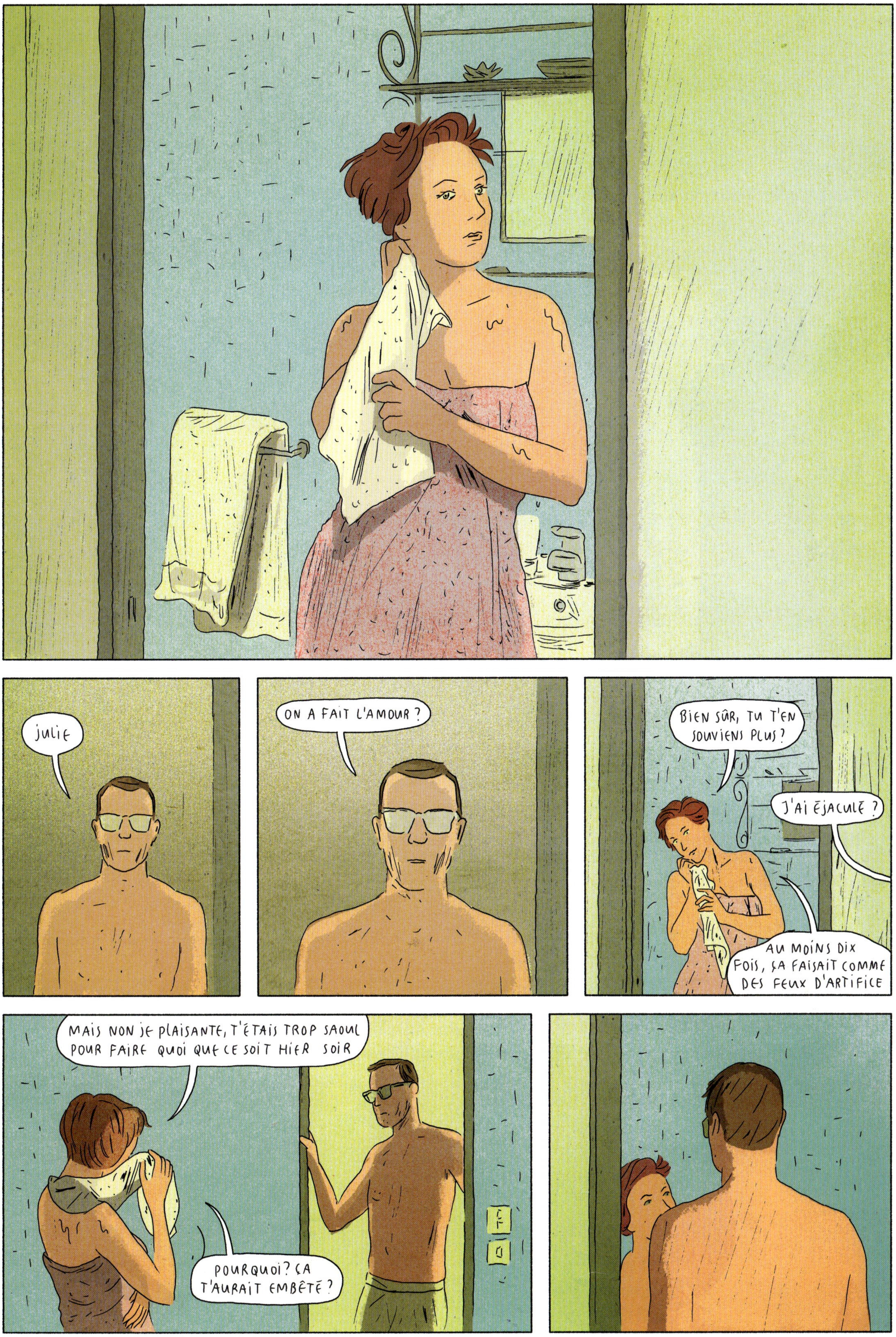
JULIE
ON A FAIT L'AMOUR ?
BIEN SÛR, TU T'EN SOUVIENS PLUS ?
J'AI ÉJACULÉ ?
AU MOINS DIX FOIS, ÇA FAISAIT COMME DES FEUX D'ARTIFICE
MAIS NON JE PLAISANTE, T'ÉTAIS TROP SAOUL POUR FAIRE QUOI QUE CE SOIT HIER SOIR
POURQUOI ? ÇA T'AURAIT EMBÊTÉ ?

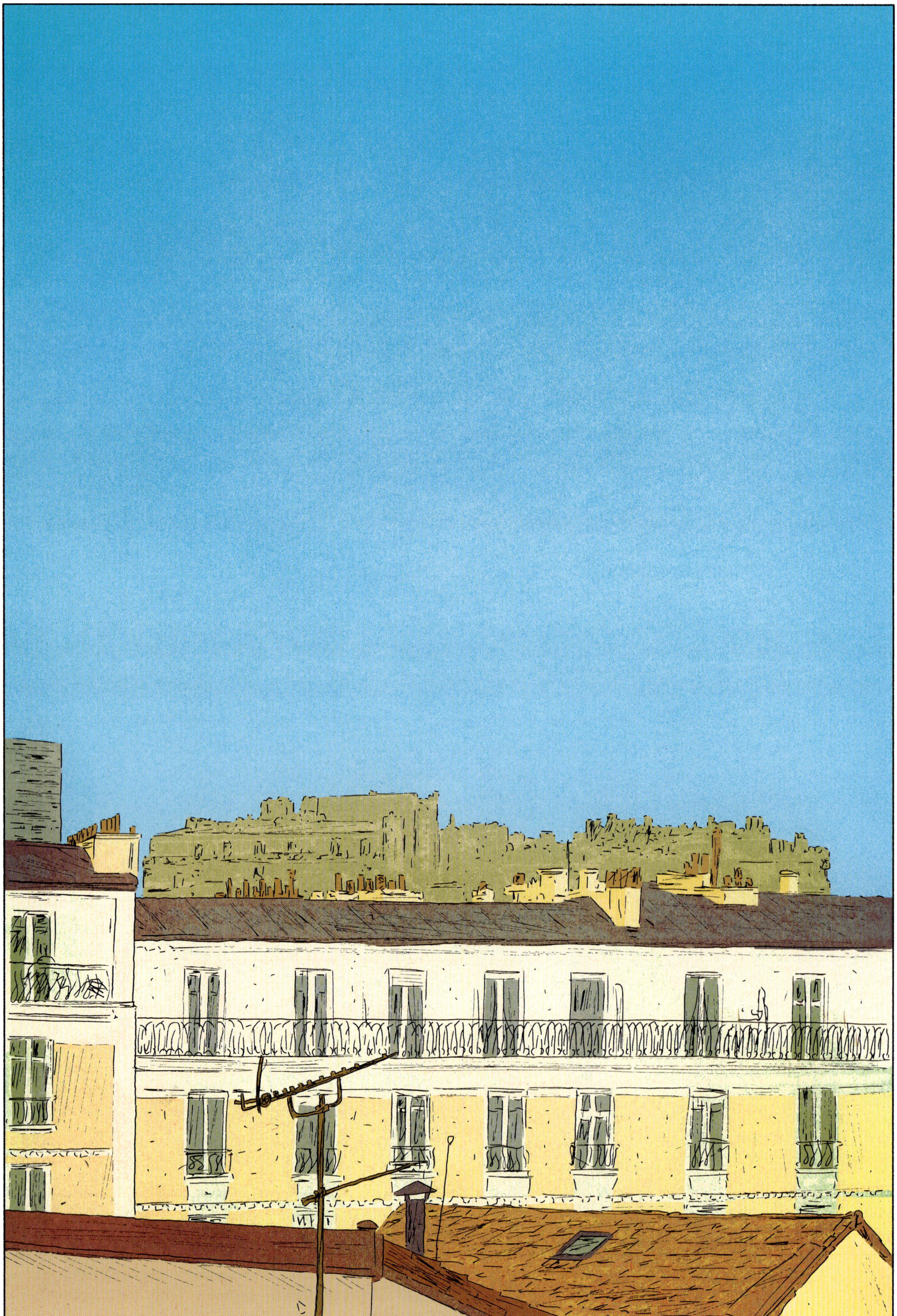

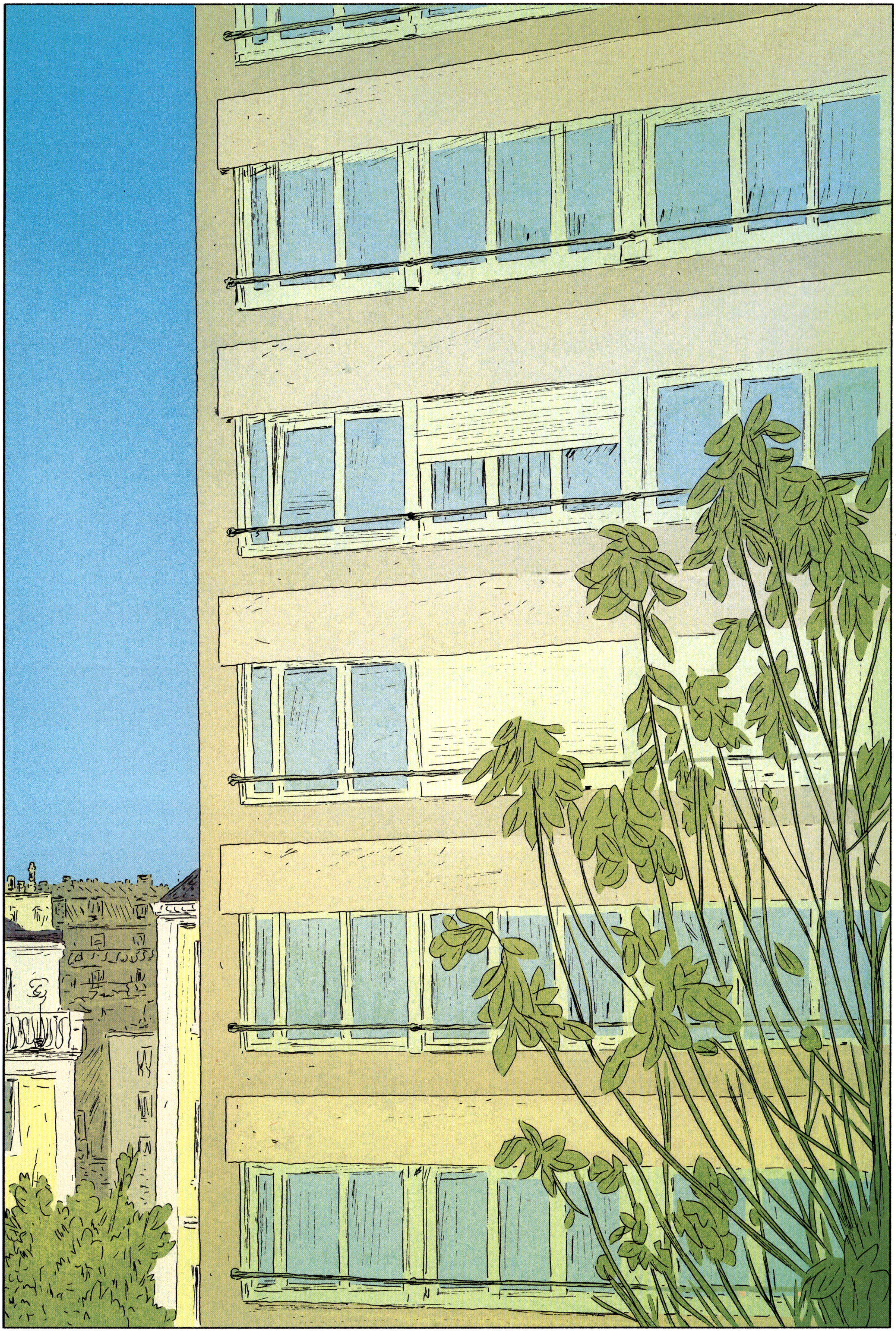

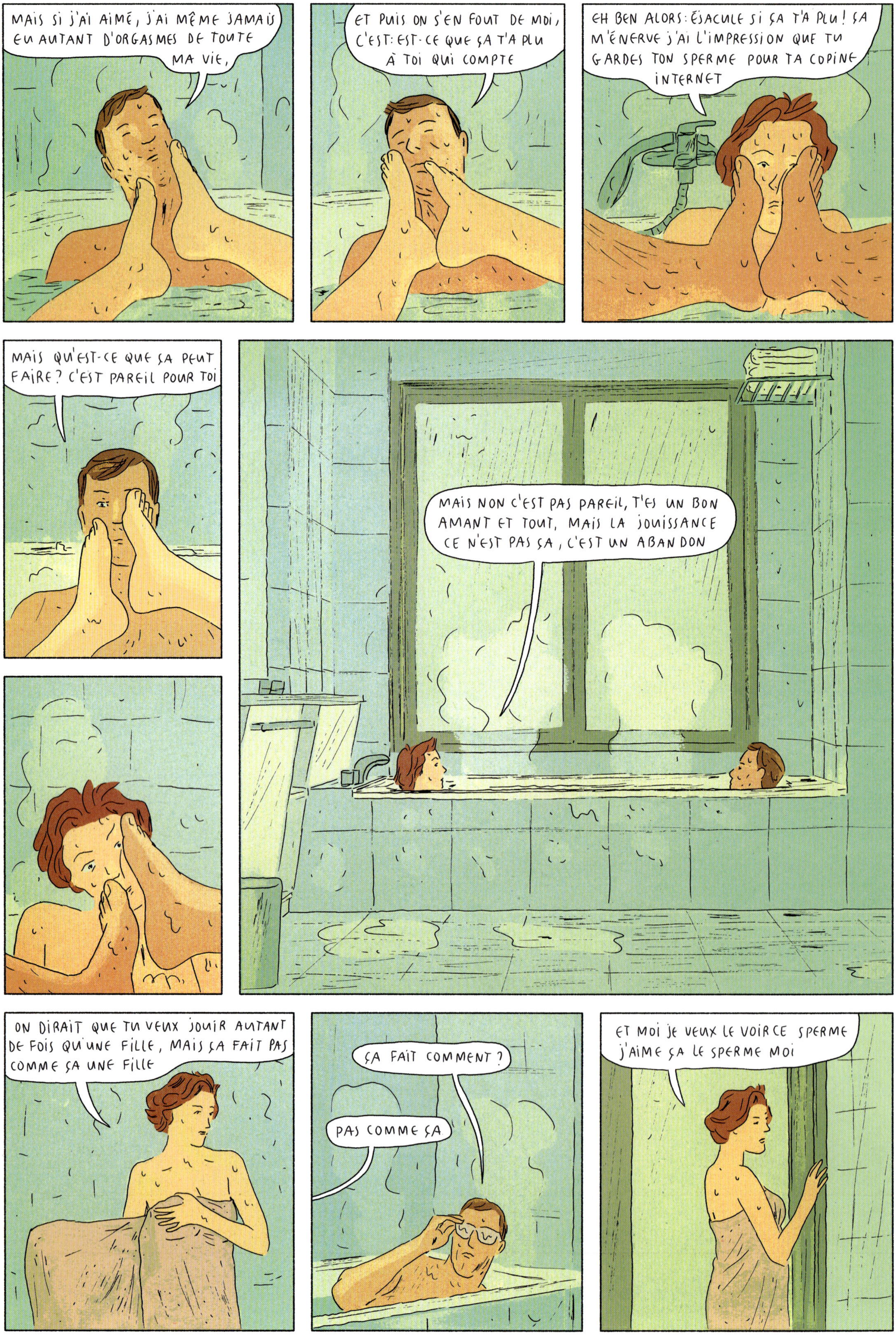
MAIS SI J'AI AIMÉ, J'AI MÊME JAMAIS EU AUTANT D'ORGASMES DE TOUTE MA VIE,
ET PUIS ON S'EN FOUT DE MOI, C'EST: EST-CE QUE ÇA T'A PLU À TOI QUI COMPTE
EH BEN ALORS: ÉJACULE SI ÇA T'A PLU! ÇA M'ÉNERVE J'AI L'IMPRESSION QUE TU GARDES TON SPERME POUR TA COPINE INTERNET
MAIS QU'EST-CE QUE ÇA PEUT FAIRE? C'EST PAREIL POUR TOI
MAIS NON C'EST PAS PAREIL, T'ES UN BON AMANT ET TOUT, MAIS LA JOUISSANCE CE N'EST PAS ÇA, C'EST UN ABANDON
ON DIRAIT QUE TU VEUX JOUIR AUTANT DE FOIS QU'UNE FILLE, MAIS ÇA FAIT PAS COMME ÇA UNE FILLE
ÇA FAIT COMMENT?
PAS COMME ÇA
ET MOI JE VEUX LE VOIR CE SPERME J'AIME ÇA LE SPERME MOI

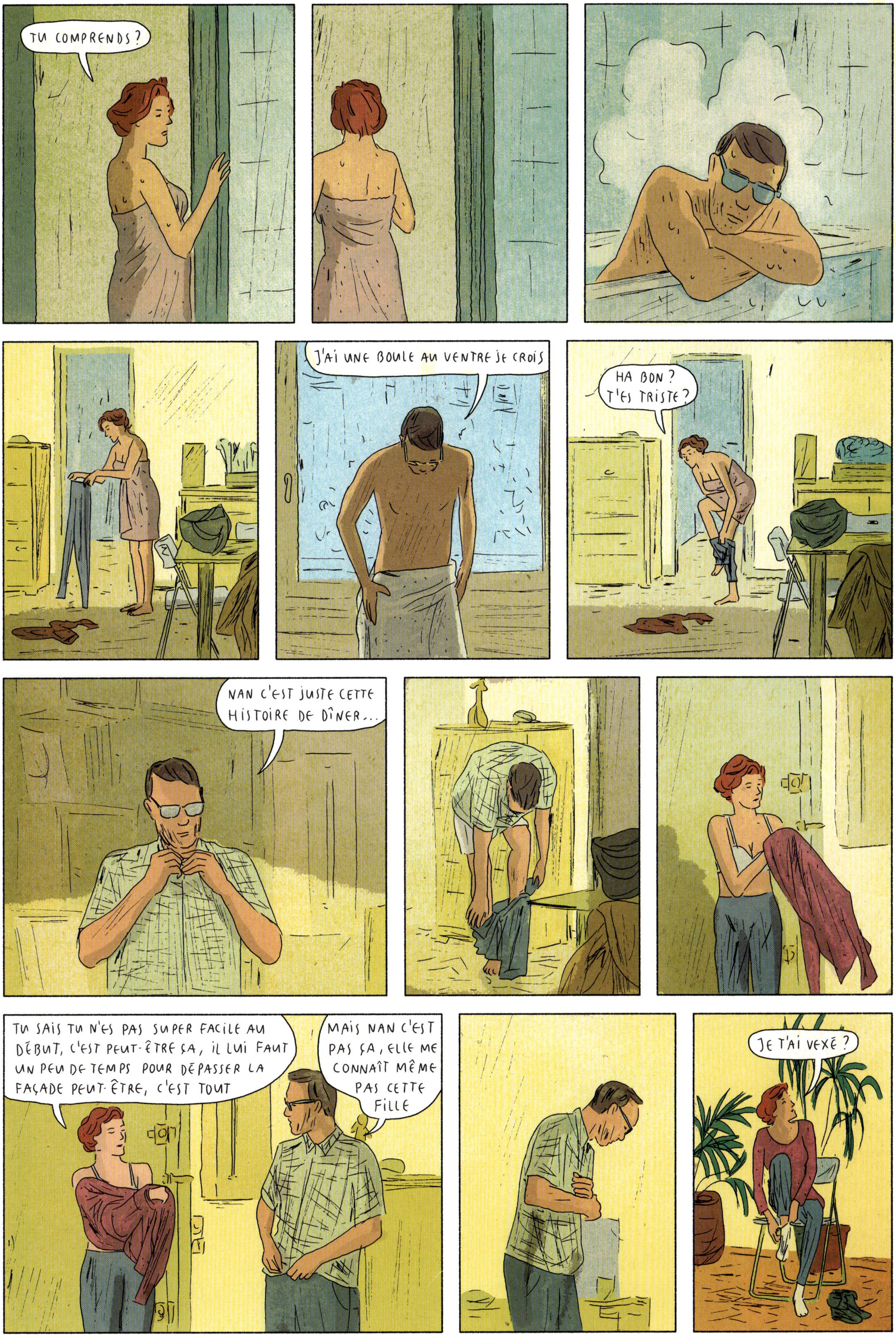
TU COMPRENDS ?
J'AI UNE BOULE AU VENTRE JE CROIS
HA BON ? T'ES TRISTE ?
NAN C'EST JUSTE CETTE HISTOIRE DE DÎNER...
TU SAIS TU N'ES PAS SUPER FACILE AU DÉBUT, C'EST PEUT-ÊTRE ÇA, IL LUI FAUT UN PEU DE TEMPS POUR DÉPASSER LA FAÇADE PEUT-ÊTRE, C'EST TOUT
MAIS NAN C'EST PAS ÇA, ELLE ME CONNAÎT MÊME PAS CETTE FILLE
JE T'AI VEXÉ ?

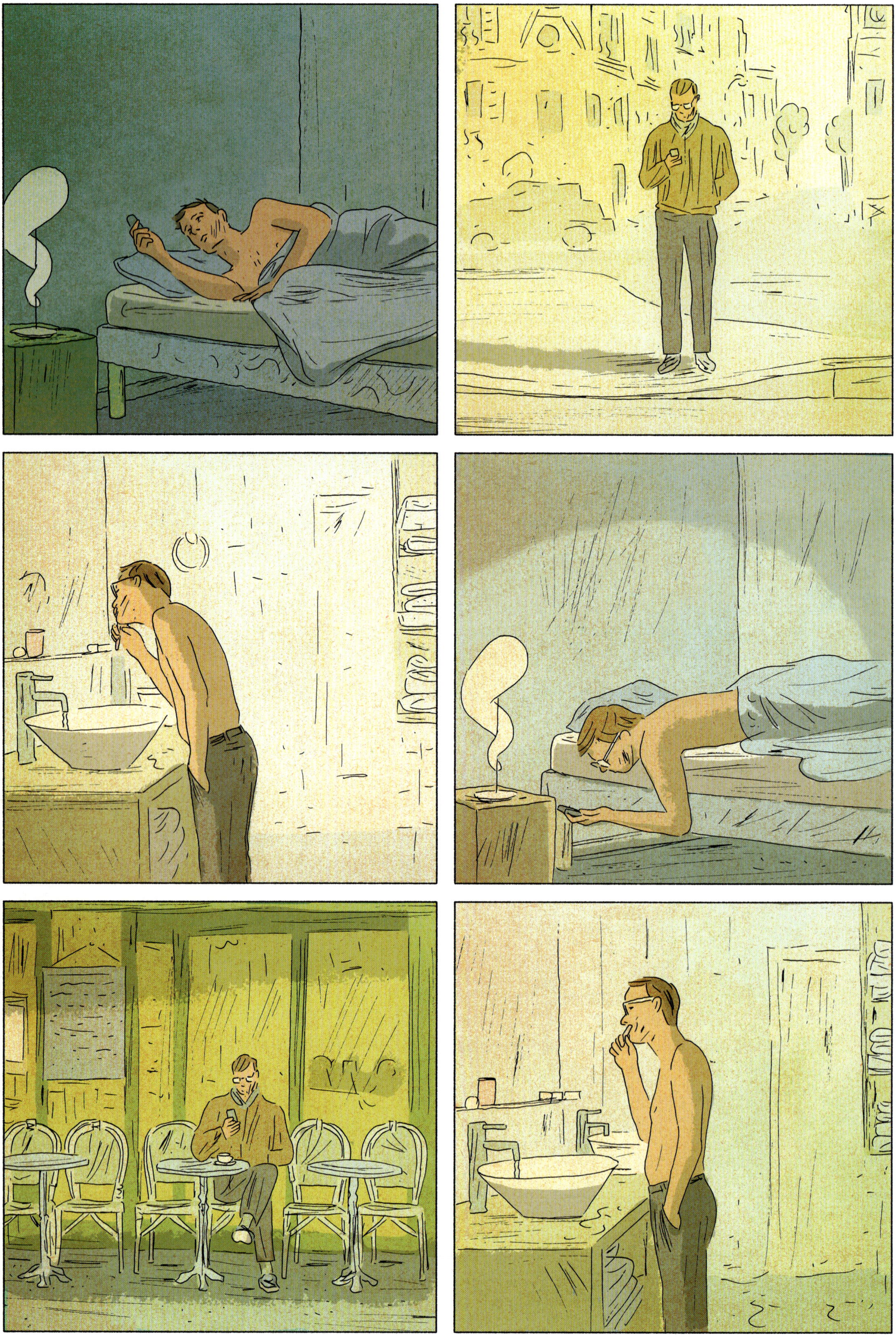

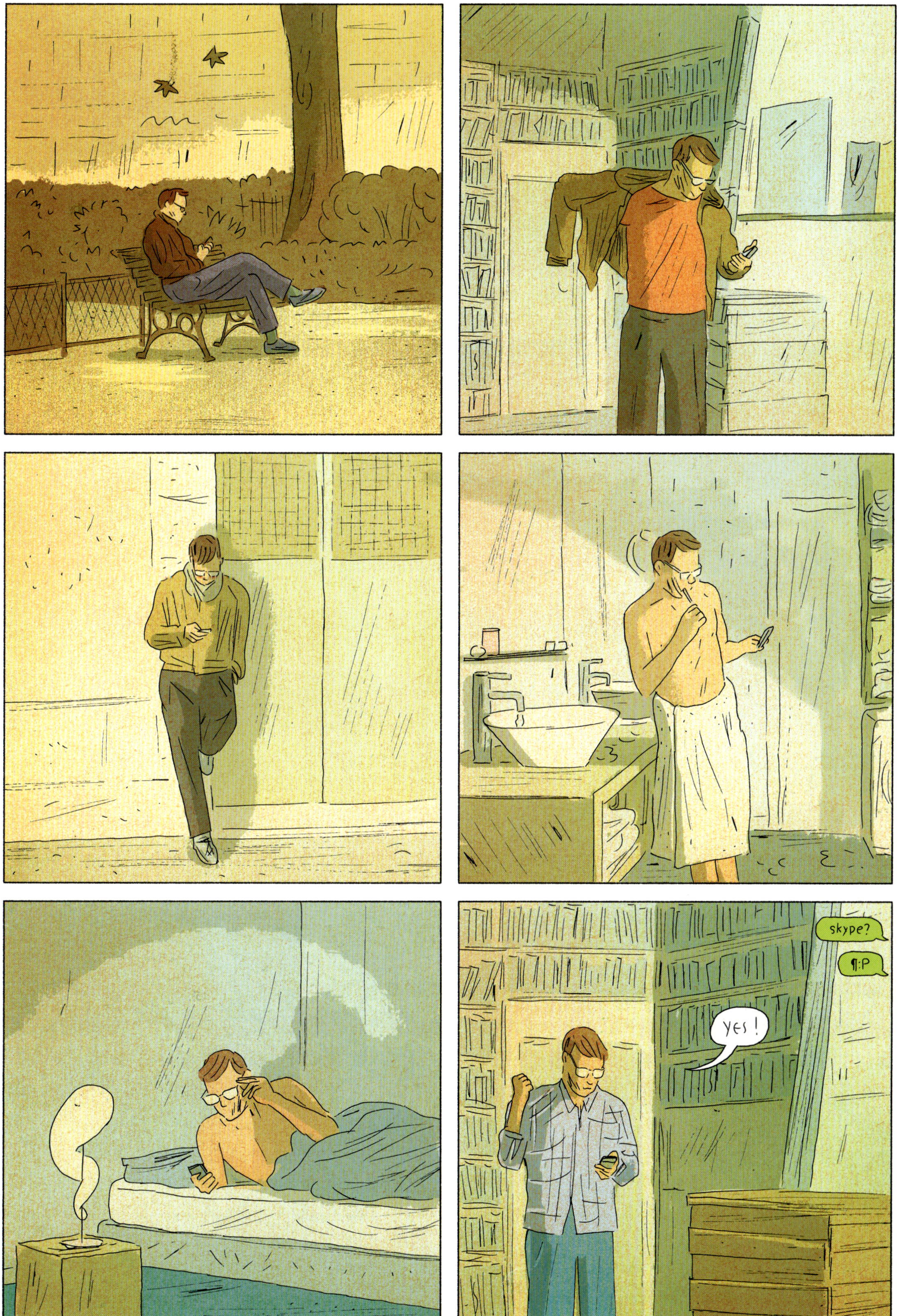
skype?
¶:P
yes !

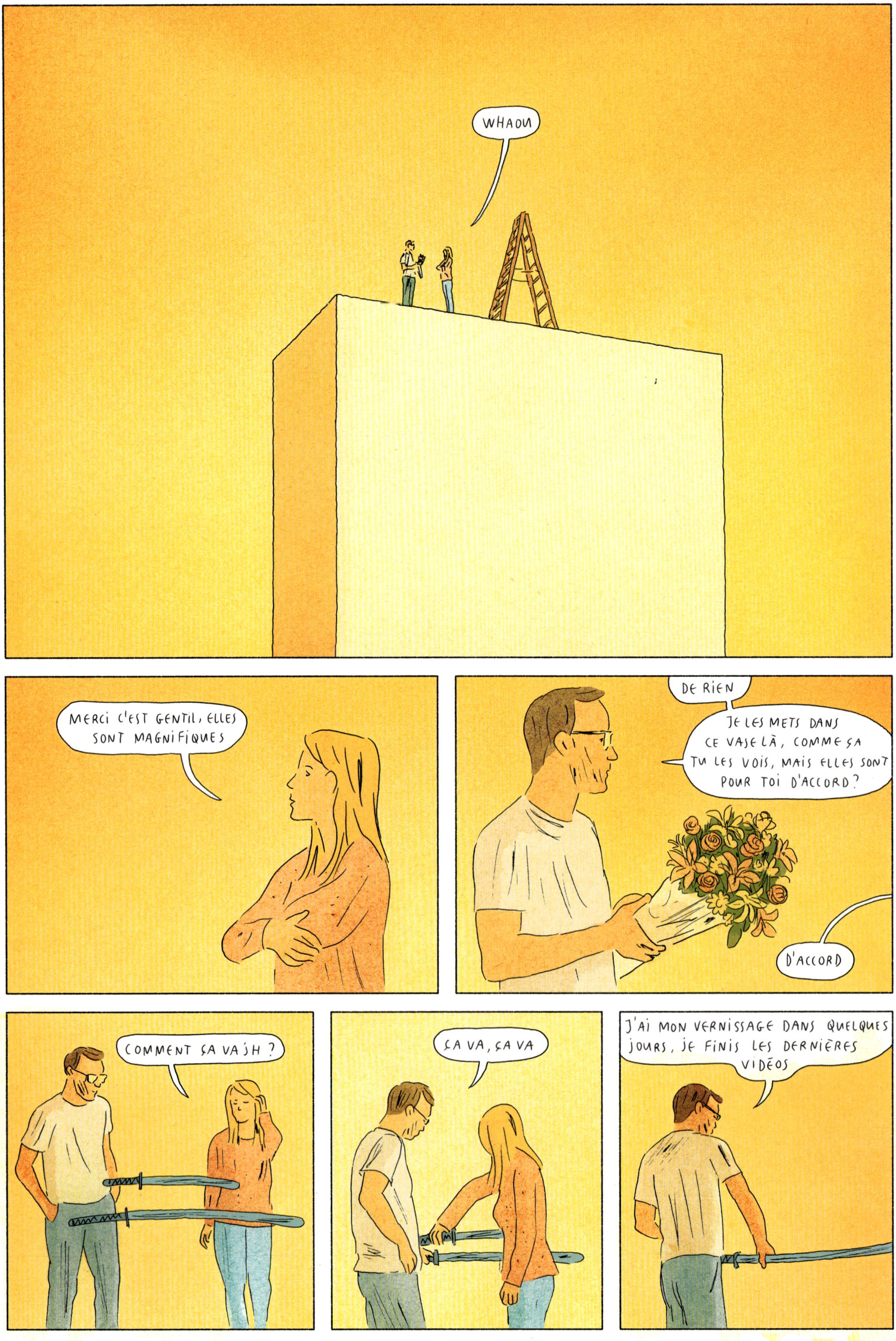
WHAOU
MERCI C'EST GENTIL, ELLES SONT MAGNIFIQUES
DE RIEN
JE LES METS DANS CE VASE LÀ, COMME ÇA TU LES VOIS, MAIS ELLES SONT POUR TOI D'ACCORD?
D'ACCORD
COMMENT ÇA VA SH ?
ÇA VA, ÇA VA
J'AI MON VERNISSAGE DANS QUELQUES JOURS, JE FINIS LES DERNIÈRES VIDÉOS

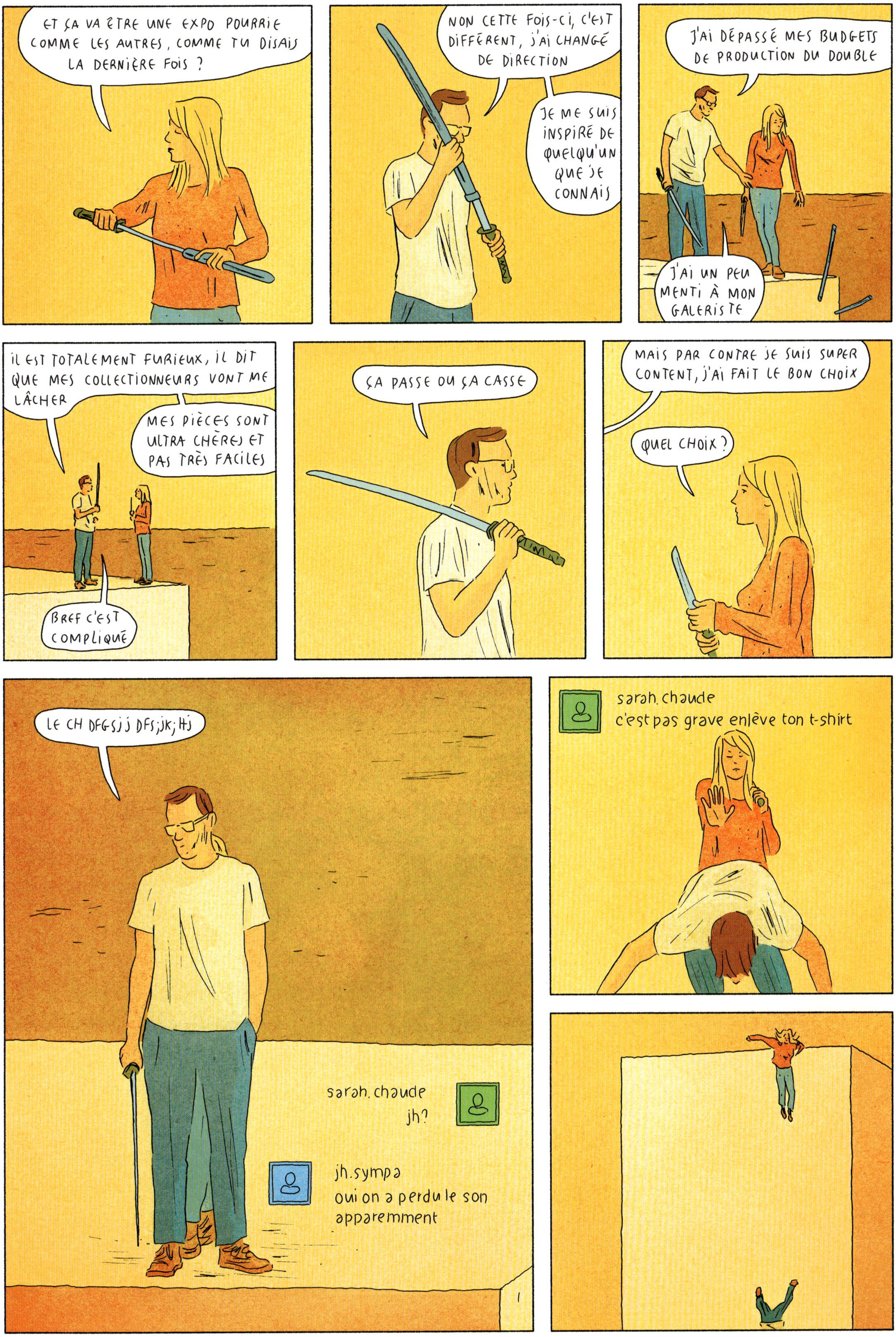
ET ÇA VA ÊTRE UNE EXPO POURRIE COMME LES AUTRES, COMME TU DISAIS LA DERNIÈRE FOIS ?
NON CETTE FOIS-CI, C'EST DIFFÉRENT, J'AI CHANGÉ DE DIRECTION
JE ME SUIS INSPIRÉ DE QUELQU'UN QUE JE CONNAIS
J'AI DÉPASSÉ MES BUDGETS DE PRODUCTION DU DOUBLE
J'AI UN PEU MENTI À MON GALERISTE
IL EST TOTALEMENT FURIEUX, IL DIT QUE MES COLLECTIONNEURS VONT ME LÂCHER
MES PIÈCES SONT ULTRA CHÈRES ET PAS TRÈS FACILES
BREF C'EST COMPLIQUÉ
ÇA PASSE OU ÇA CASSE
MAIS PAR CONTRE JE SUIS SUPER CONTENT, J'AI FAIT LE BON CHOIX
QUEL CHOIX ?
LE CH DFGSJJ DFS;JK;HJ
sarah.chaude
jh?
jh.sympa
oui on a perdu le son apparemment
sarah.chaude
c'est pas grave enlève ton t-shirt

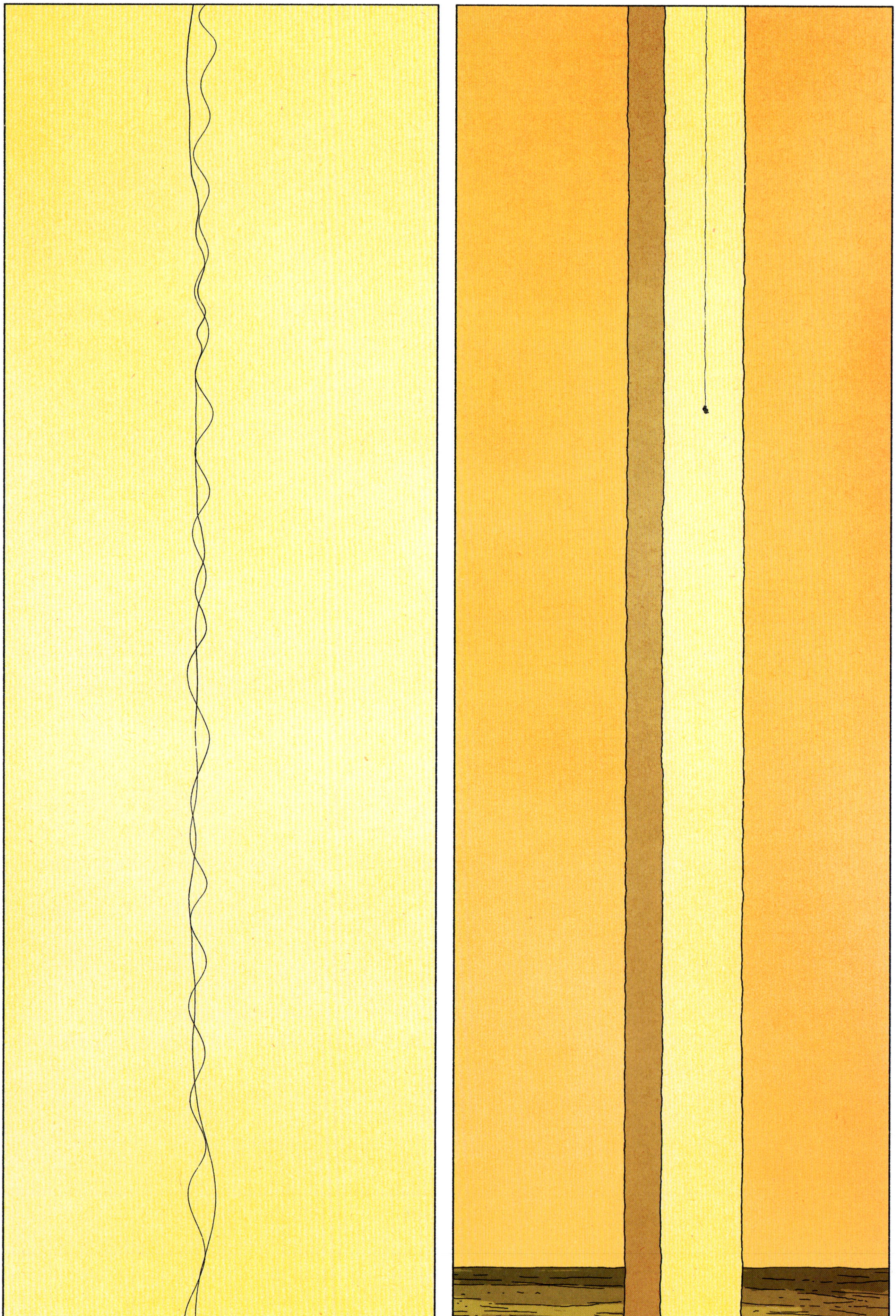

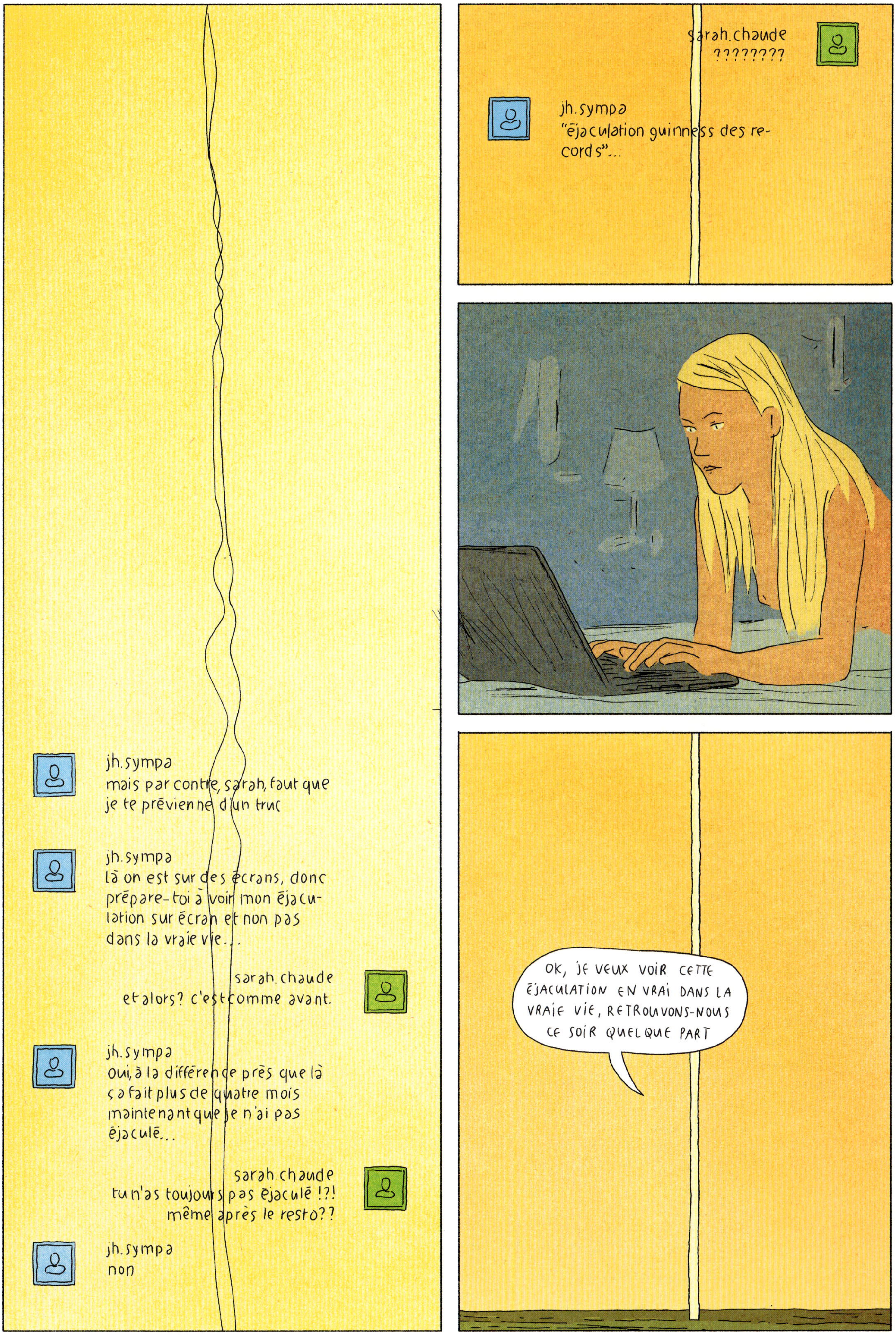
jh.sympa
mais par contre, sarah, faut que je te prévienne d'un truc
jh.sympa
là on est sur des écrans, donc prépare-toi à voir mon éjaculation sur écran et non pas dans la vraie vie...
sarah.chaude
et alors? c'est comme avant.
jh.sympa
oui, à la différence près que là ça fait plus de quatre mois maintenant que je n'ai pas éjaculé...
sarah.chaude
tu n'as toujours pas éjaculé !?! même après le resto??
jh.sympa
non
sarah.chaude
????????
jh.sympa
"éjaculation guinness des records"...
OK, JE VEUX VOIR CETTE ÉJACULATION EN VRAI DANS LA VRAIE VIE, RETROUVONS-NOUS CE SOIR QUELQUE PART

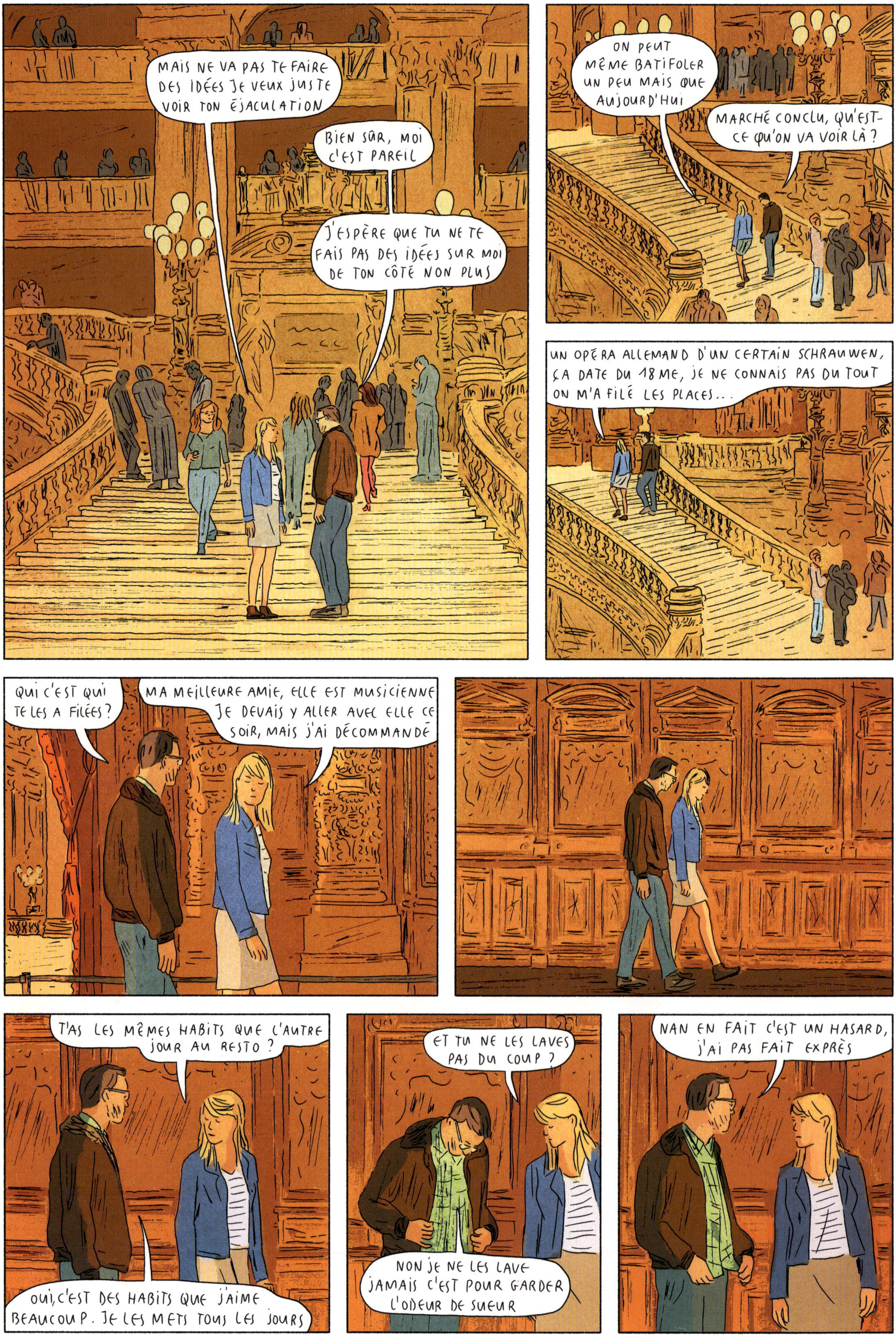
MAIS NE VA PAS TE FAIRE DES IDÉES JE VEUX JUSTE VOIR TON ÉJACULATION
BIEN SÛR, MOI C'EST PAREIL
J'ESPÈRE QUE TU NE TE FAIS PAS DES IDÉES SUR MOI DE TON CÔTÉ NON PLUS
ON PEUT MÊME BATIFOLER UN PEU MAIS QUE AUJOURD'HUI
MARCHÉ CONCLU, QU'EST-CE QU'ON VA VOIR LÀ ?
UN OPÉRA ALLEMAND D'UN CERTAIN SCHRAUWEN, ÇA DATE DU 18ME, JE NE CONNAIS PAS DU TOUT ON M'A FILÉ LES PLACES...
QUI C'EST QUI TE LES A FILÉES ?
MA MEILLEURE AMIE, ELLE EST MUSICIENNE JE DEVAIS Y ALLER AVEC ELLE CE SOIR, MAIS J'AI DÉCOMMANDÉ
T'AS LES MÊMES HABITS QUE L'AUTRE JOUR AU RESTO ?
OUI, C'EST DES HABITS QUE J'AIME BEAUCOUP. JE LES METS TOUS LES JOURS
ET TU NE LES LAVES PAS DU COUP ?
NON JE NE LES LAVE JAMAIS C'EST POUR GARDER L'ODEUR DE SUEUR
NAN EN FAIT C'EST UN HASARD, J'AI PAS FAIT EXPRÈS

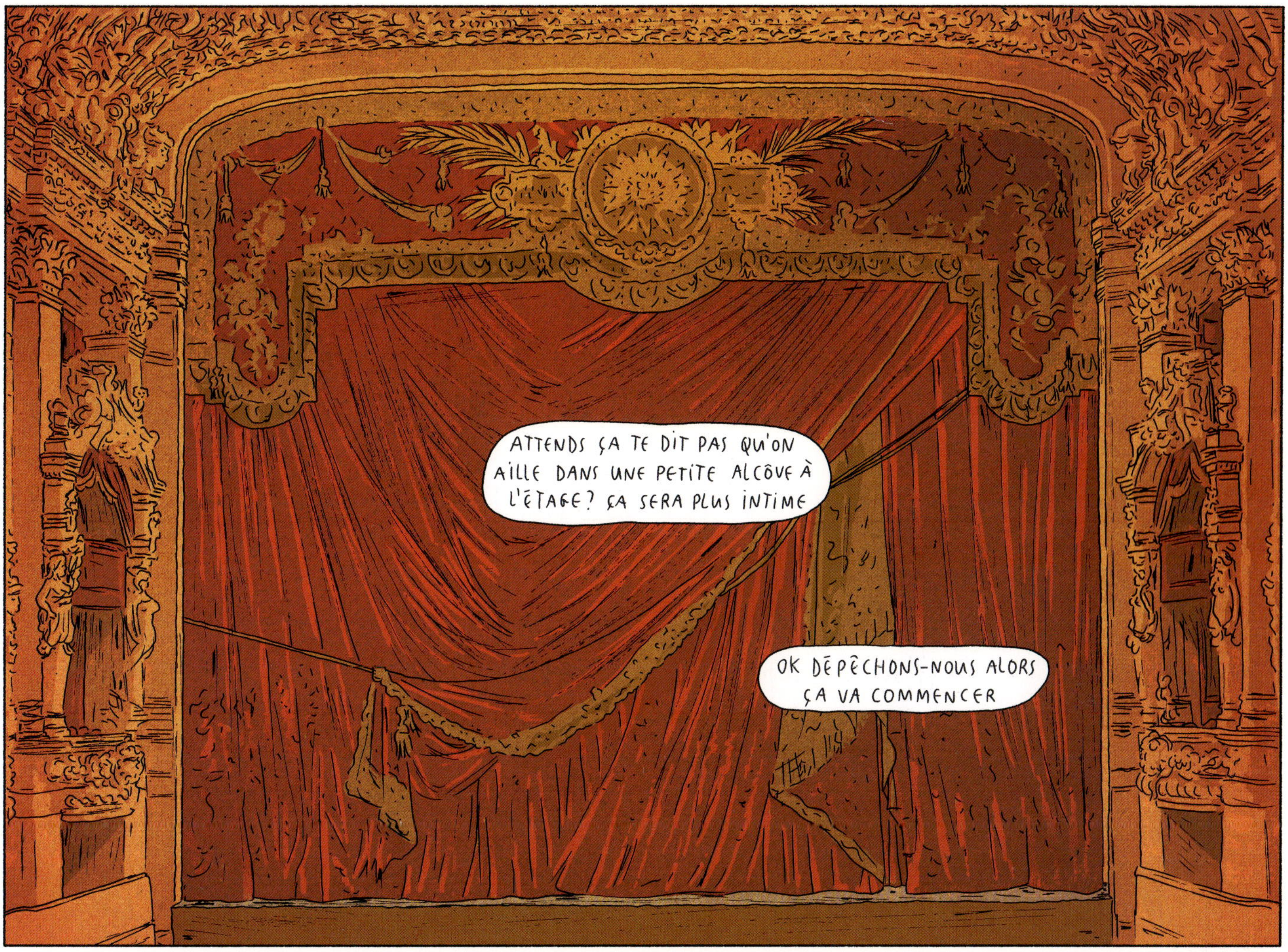
ATTENDS ÇA TE DIT PAS QU'ON AILLE DANS UNE PETITE ALCÔVE À L'ÉTAGE? ÇA SERA PLUS INTIME
OK DÉPÊCHONS-NOUS ALORS ÇA VA COMMENCER

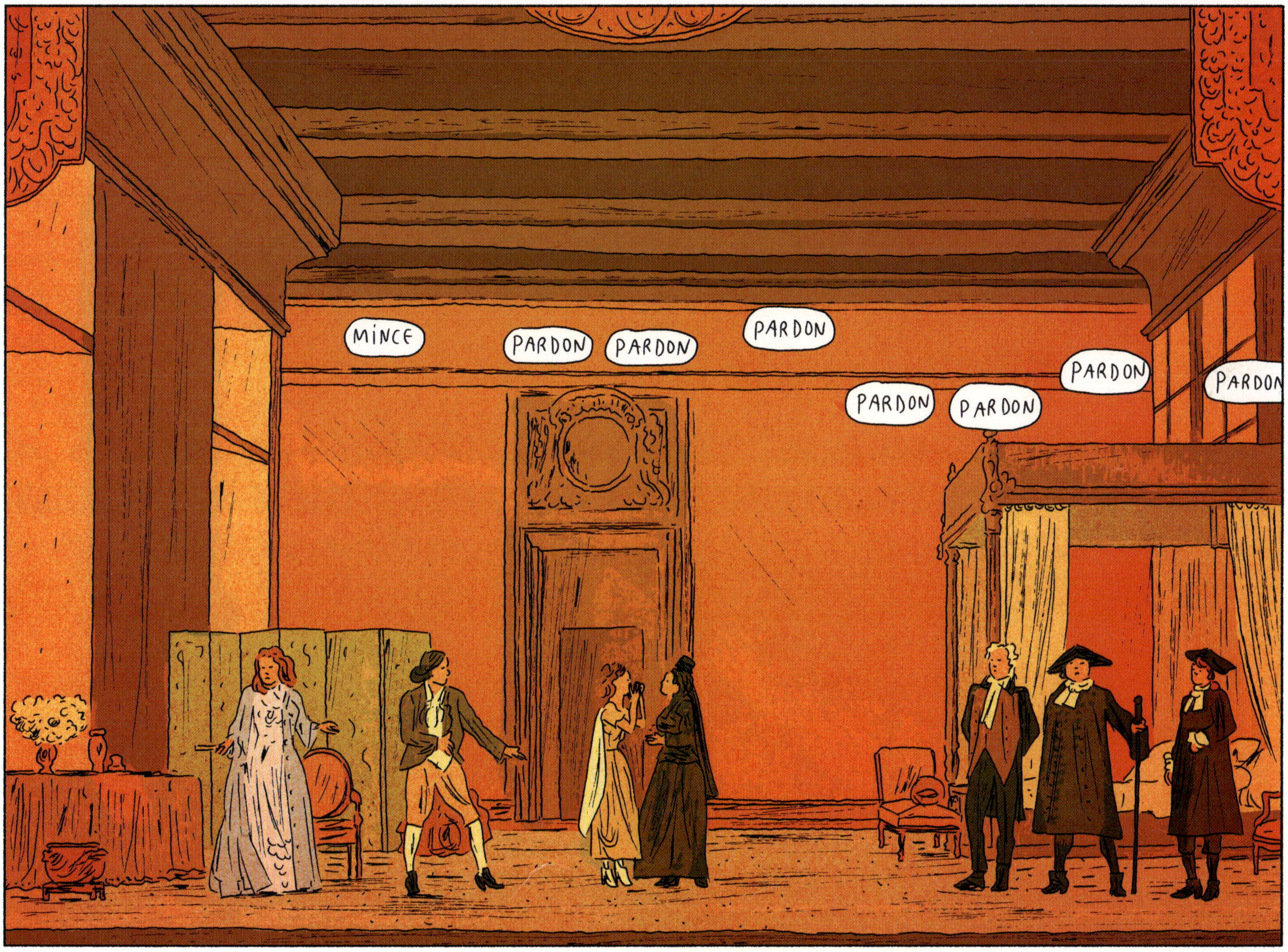
MINCE
PARDON
PARDON
PARDON
PARDON
PARDON
PARDON
PARDON

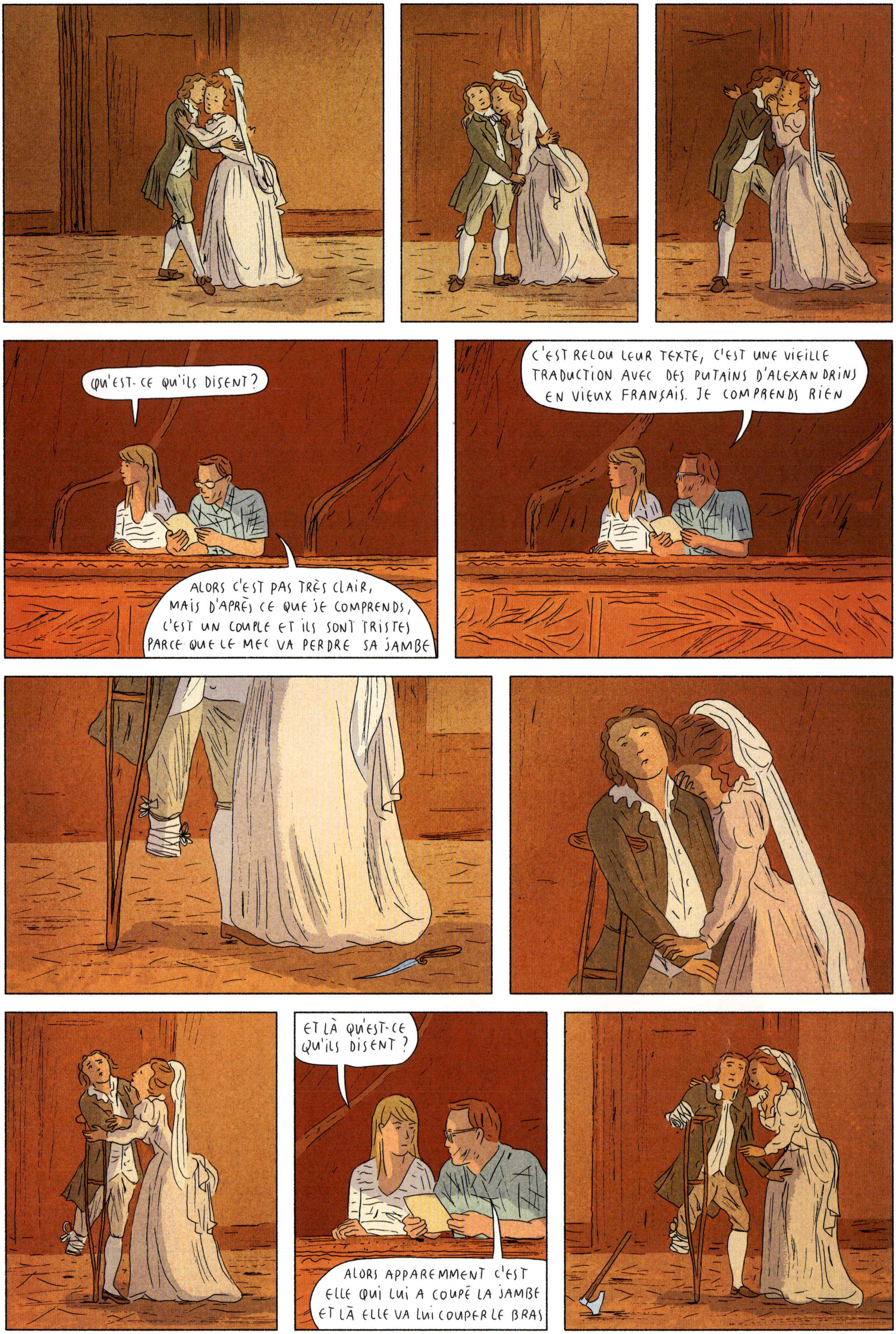

QU'EST-CE QU'ILS DISENT ?
ALORS C'EST PAS TRÈS CLAIR, MAIS D'APRÈS CE QUE JE COMPRENDS, C'EST UN COUPLE ET ILS SONT TRISTES PARCE QUE LE MEC VA PERDRE SA JAMBE
C'EST RELOU LEUR TEXTE, C'EST UNE VIEILLE TRADUCTION AVEC DES PUTAINS D'ALEXANDRINS EN VIEUX FRANÇAIS. JE COMPRENDS RIEN
ET LÀ QU'EST-CE QU'ILS DISENT ?
ALORS APPAREMMENT C'EST ELLE QUI LUI A COUPÉ LA JAMBE ET LÀ ELLE VA LUI COUPER LE BRAS

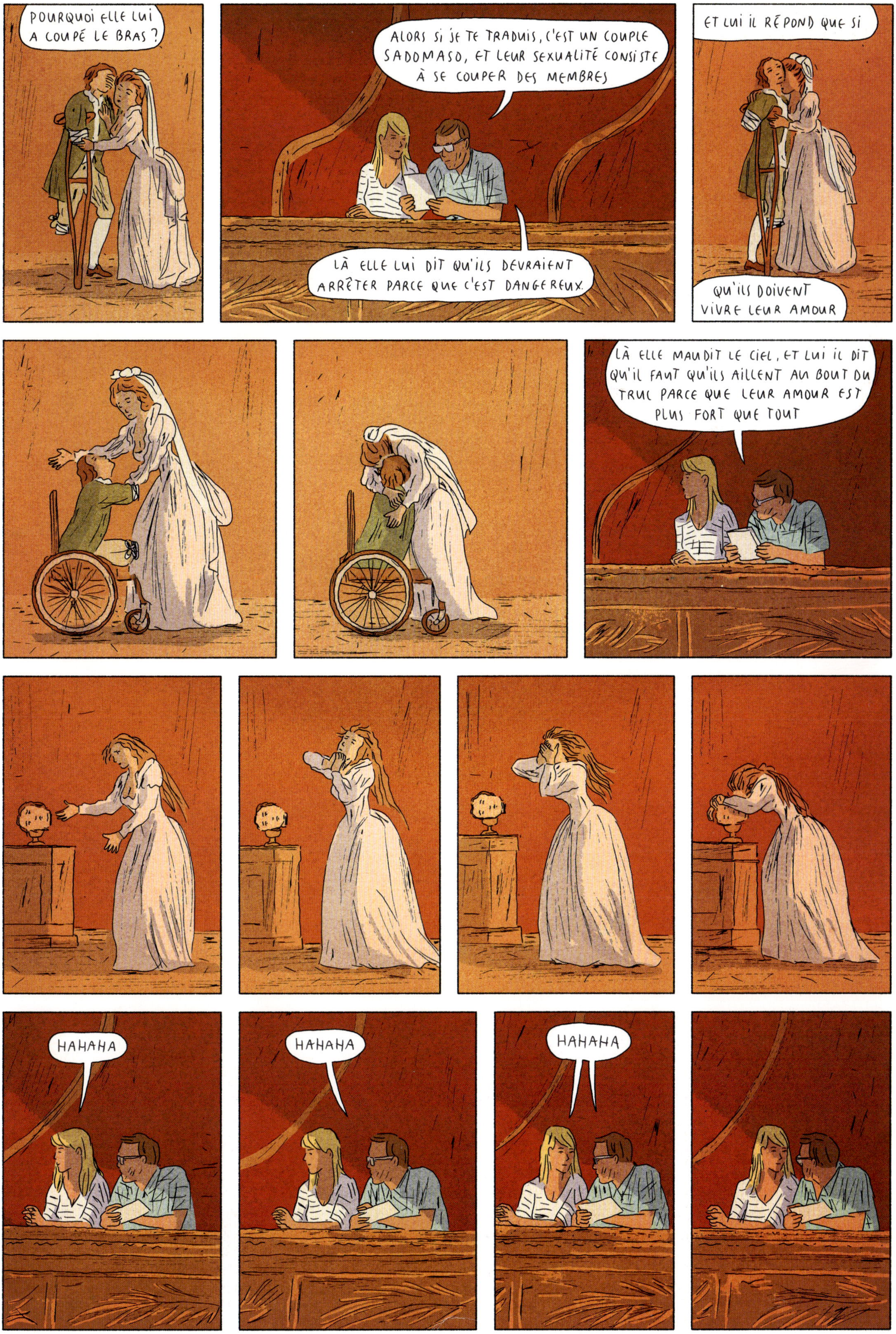
POURQUOI ELLE LUI A COUPÉ LE BRAS ?
ALORS SI JE TE TRADUIS, C'EST UN COUPLE SADOMASO, ET LEUR SEXUALITÉ CONSISTE À SE COUPER DES MEMBRES
LÀ ELLE LUI DIT QU'ILS DEVRAIENT ARRÊTER PARCE QUE C'EST DANGEREUX.
ET LUI IL RÉPOND QUE SI
QU'ILS DOIVENT VIVRE LEUR AMOUR
LÀ ELLE MAUDIT LE CIEL, ET LUI IL DIT QU'IL FAUT QU'ILS AILLENT AU BOUT DU TRUC PARCE QUE LEUR AMOUR EST PLUS FORT QUE TOUT
HAHAHA
HAHAHA
HAHAHA

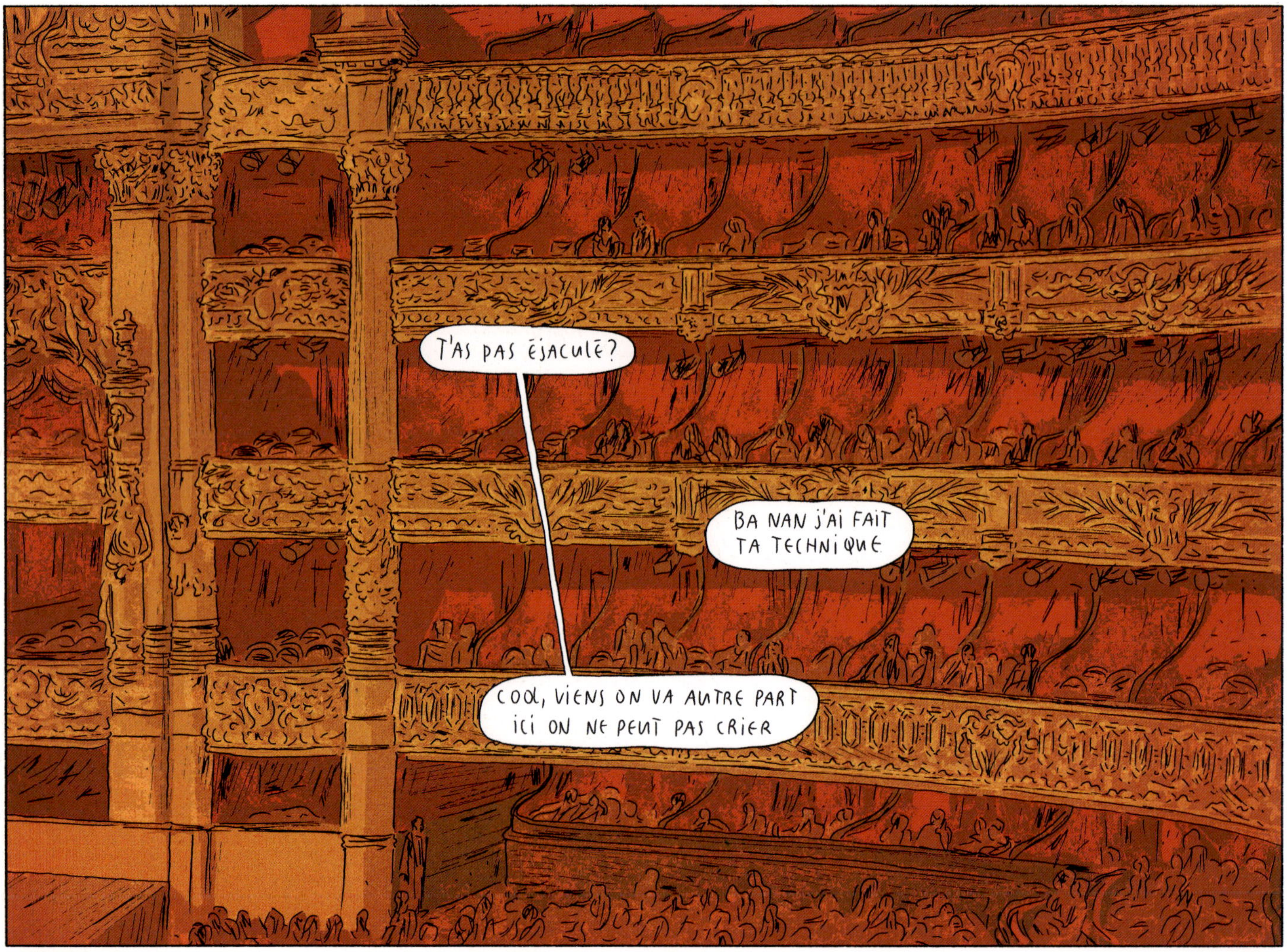
T'AS PAS ÉJACULÉ?
BA NAN J'AI FAIT TA TECHNIQUE
COOL, VIENS ON VA AUTRE PART ICI ON NE PEUT PAS CRIER

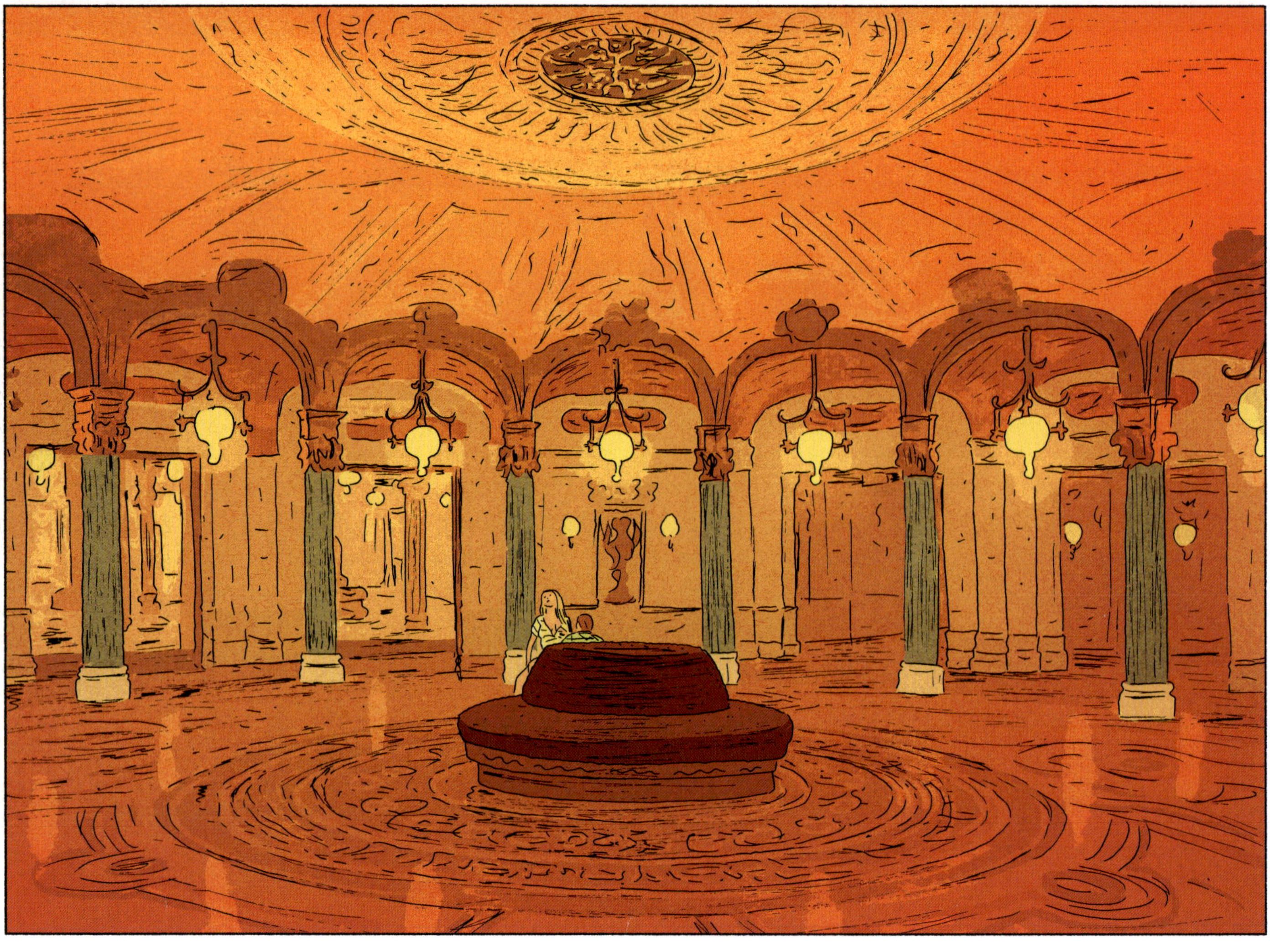

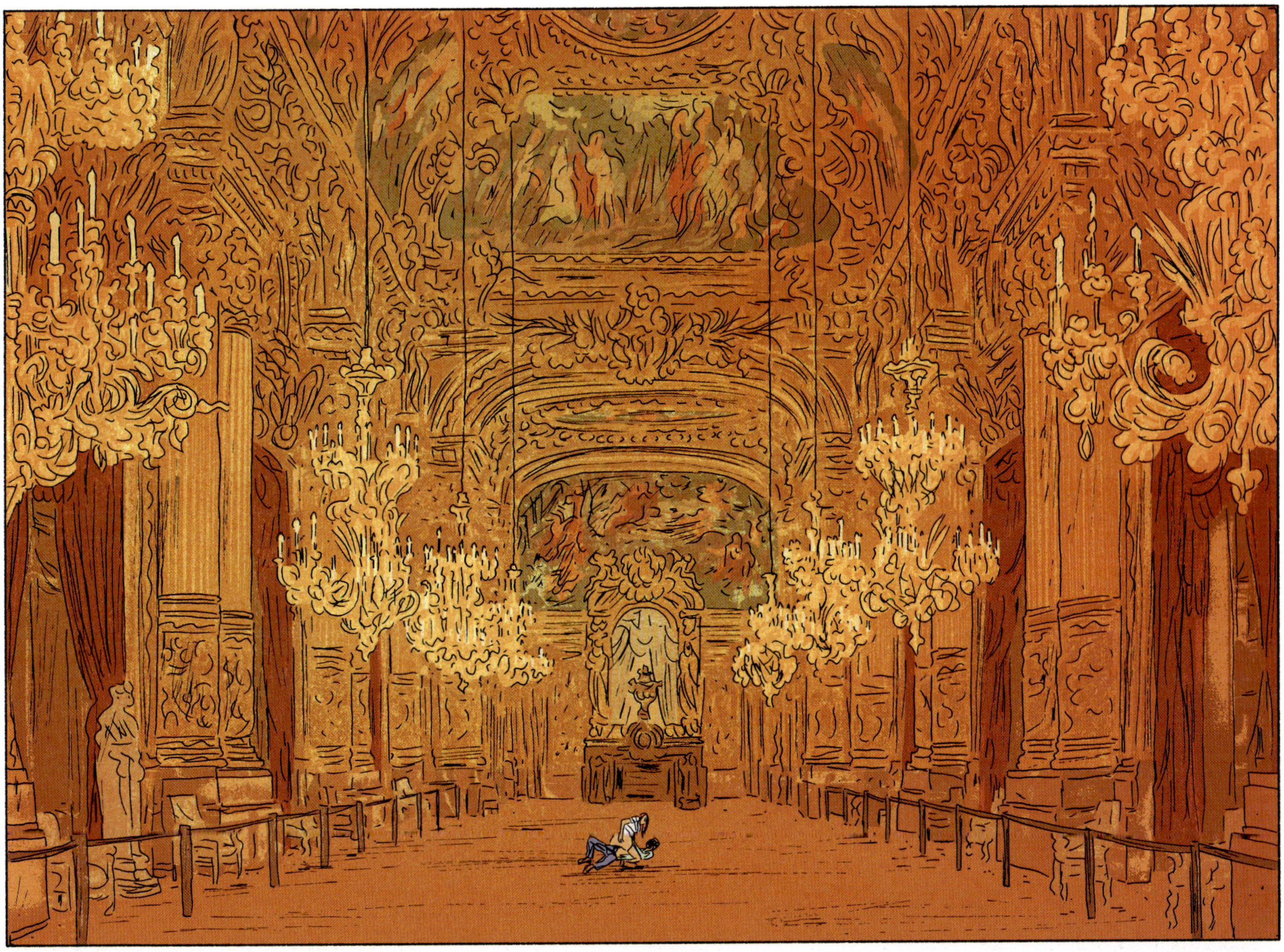

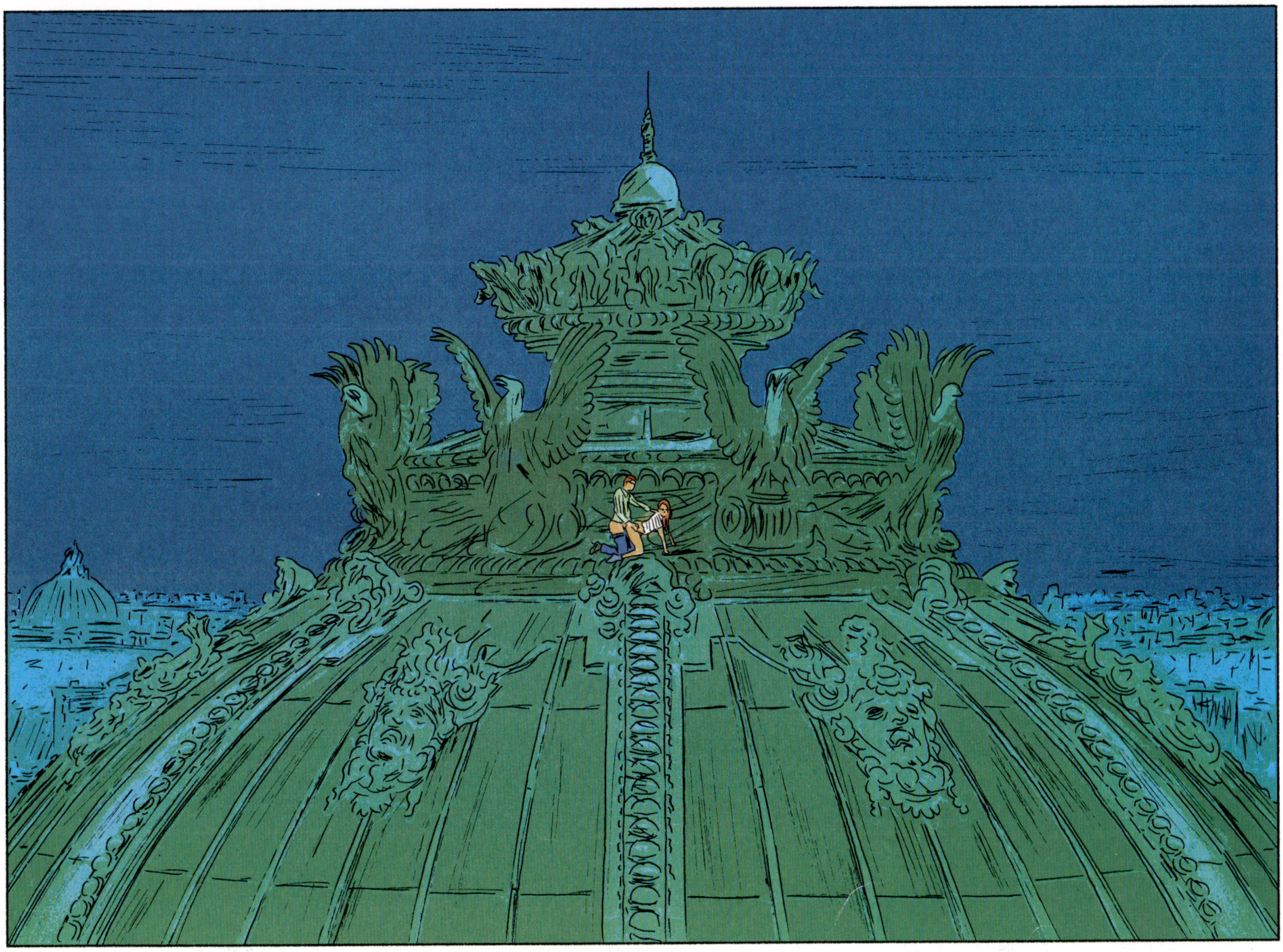

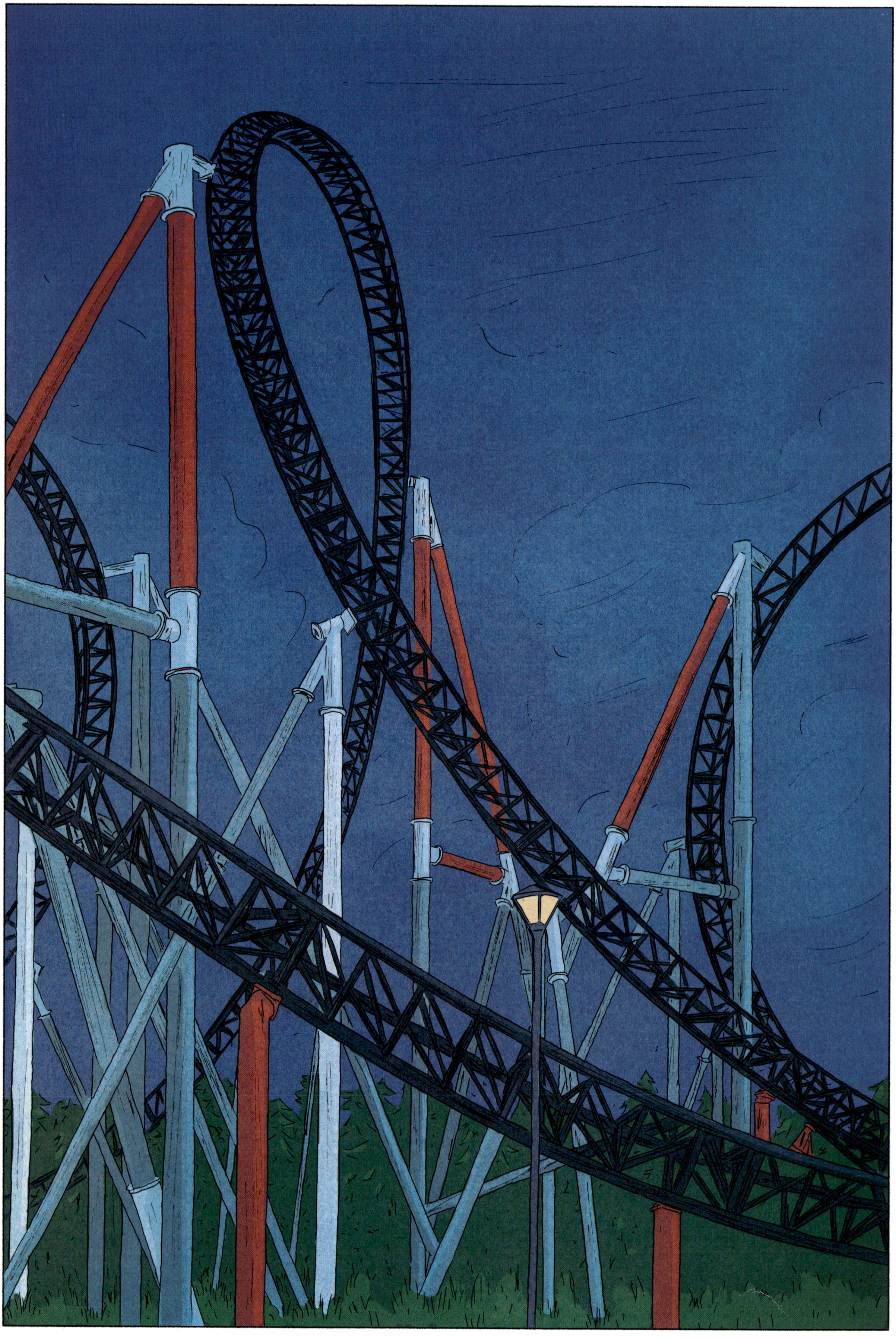

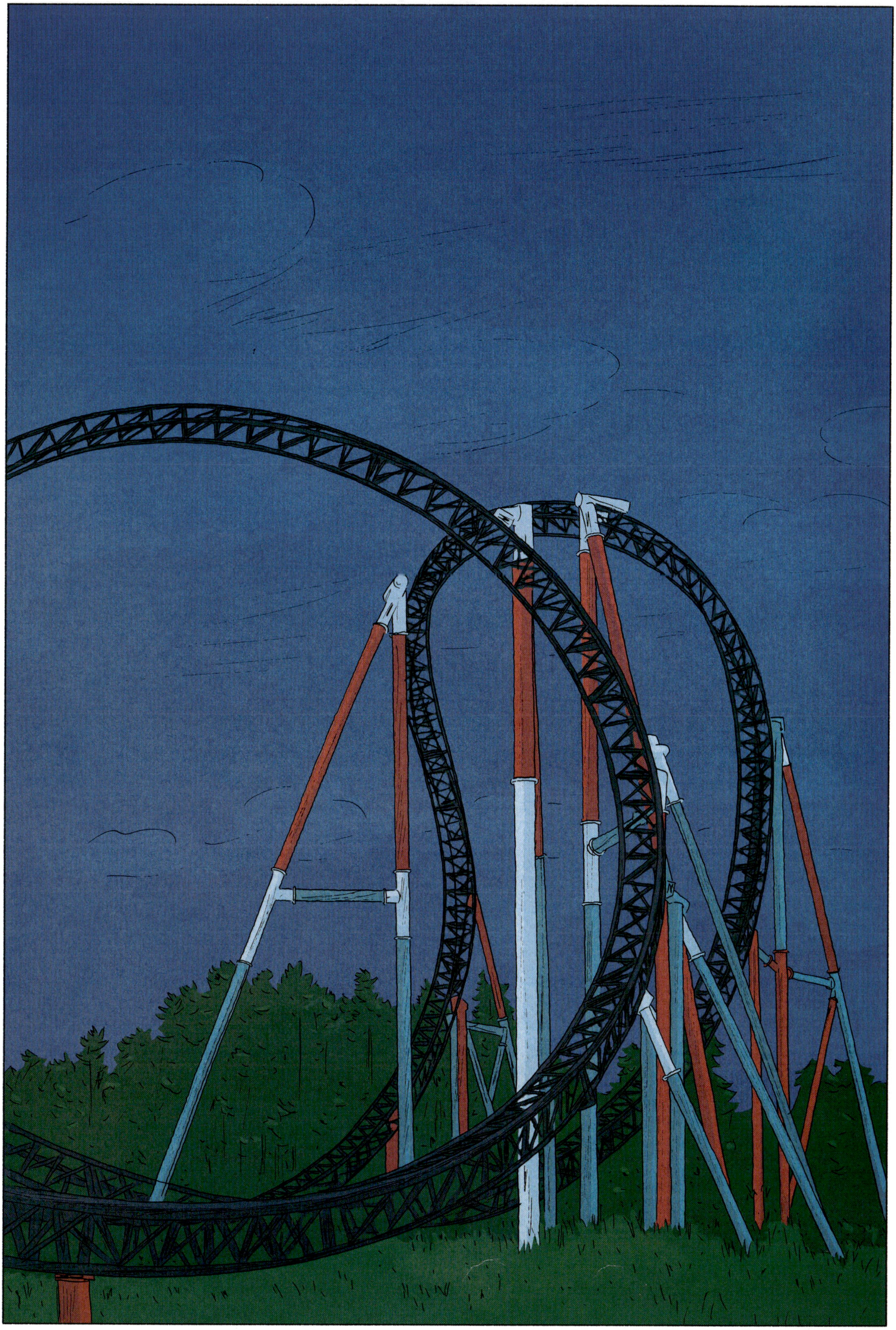

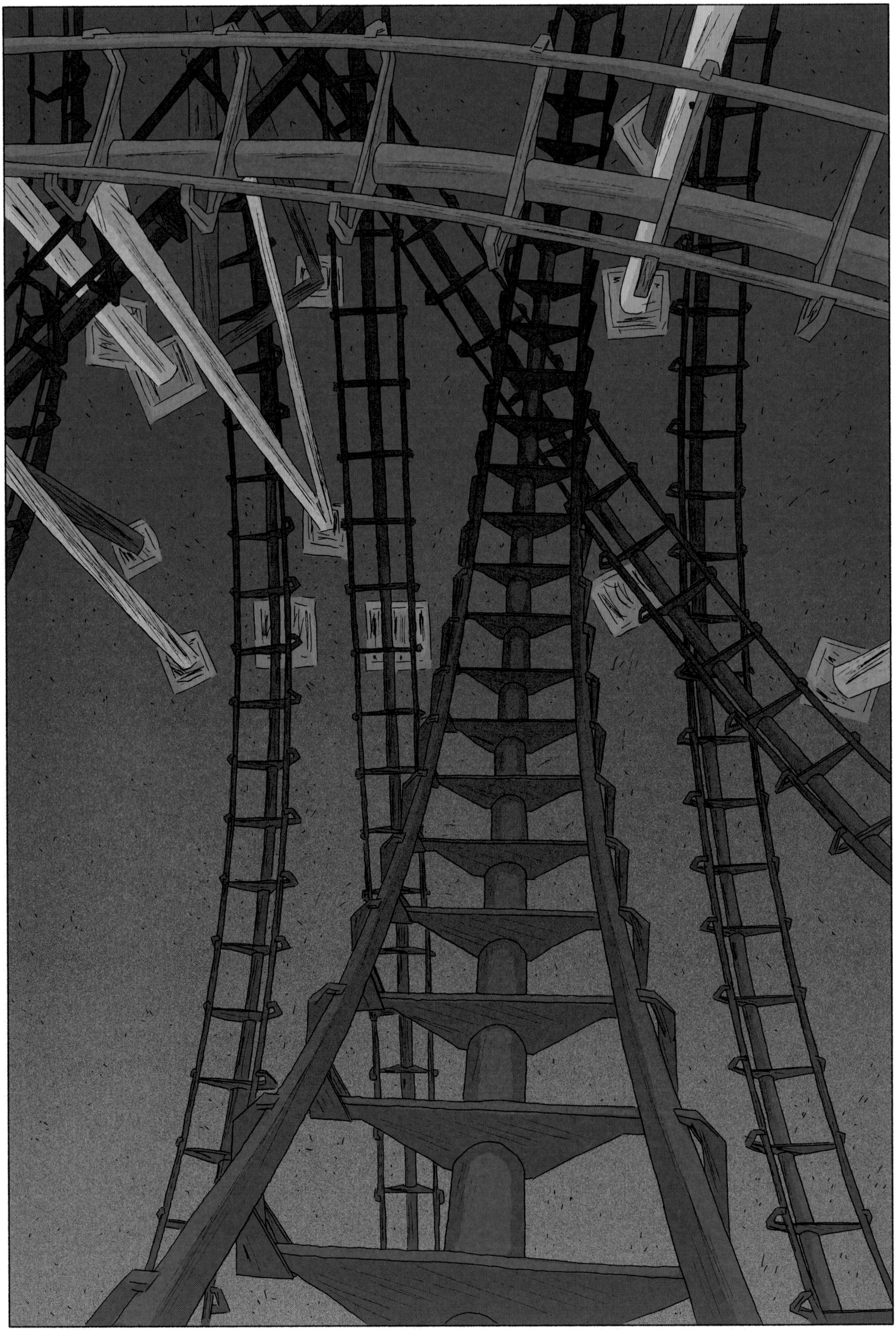

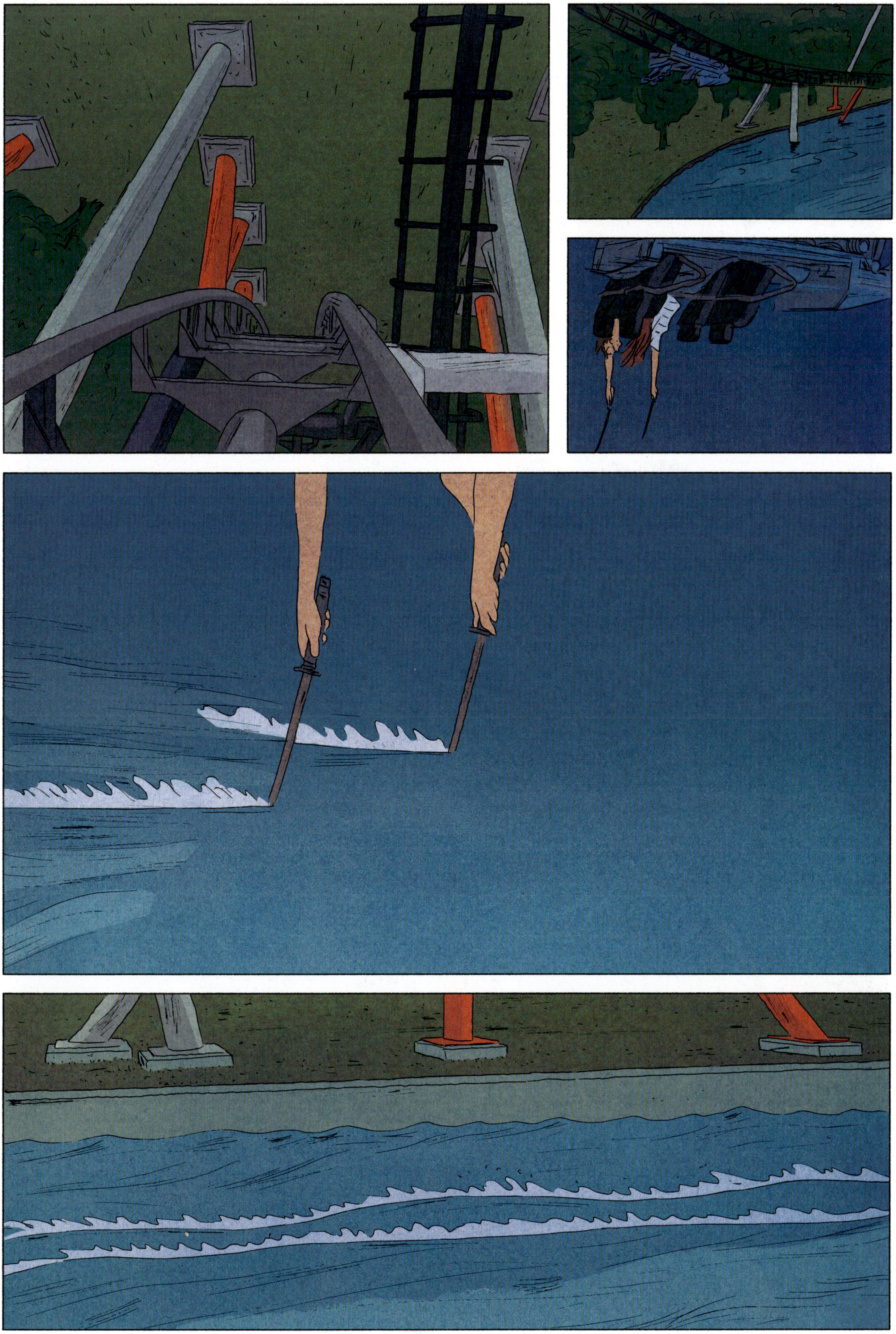

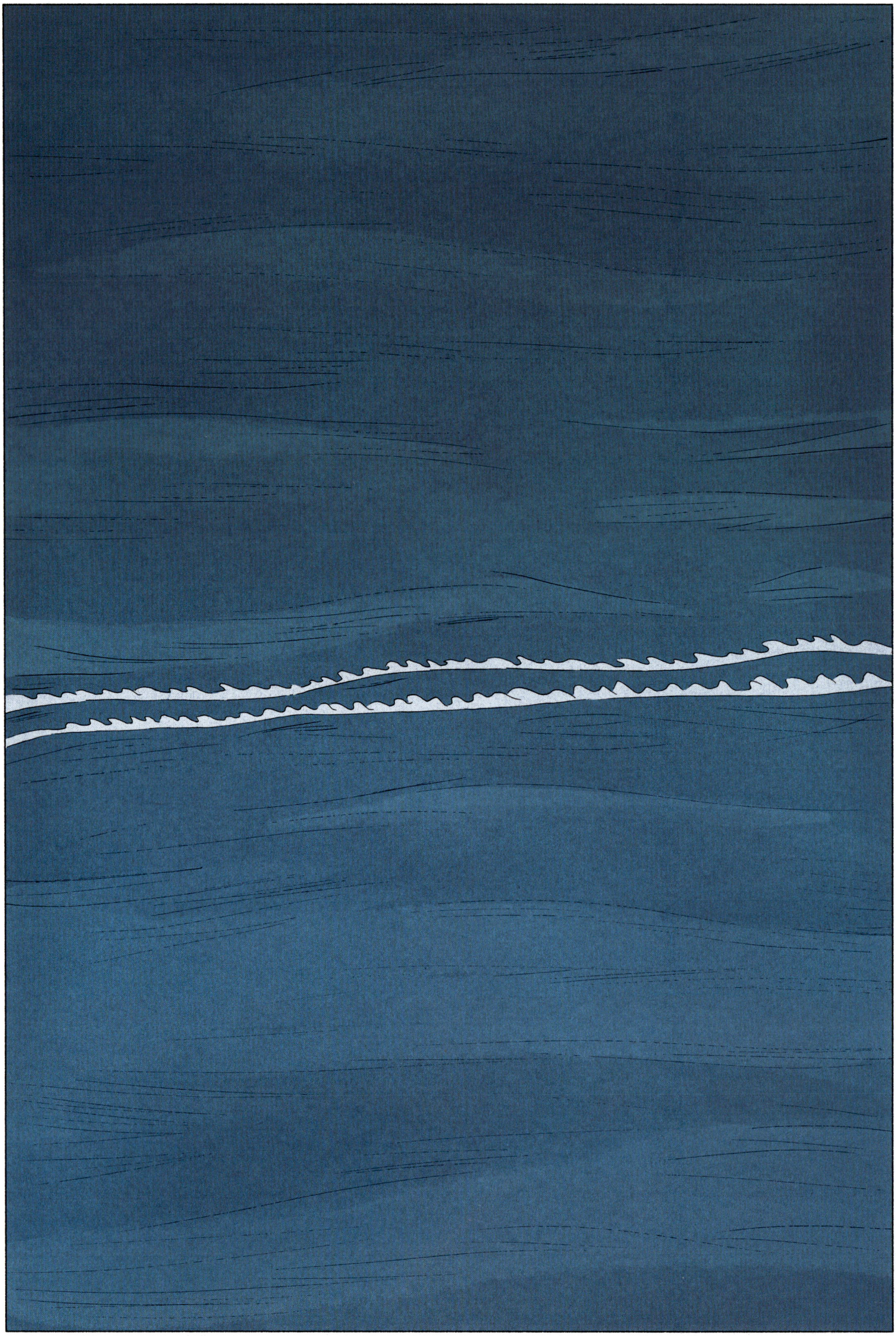

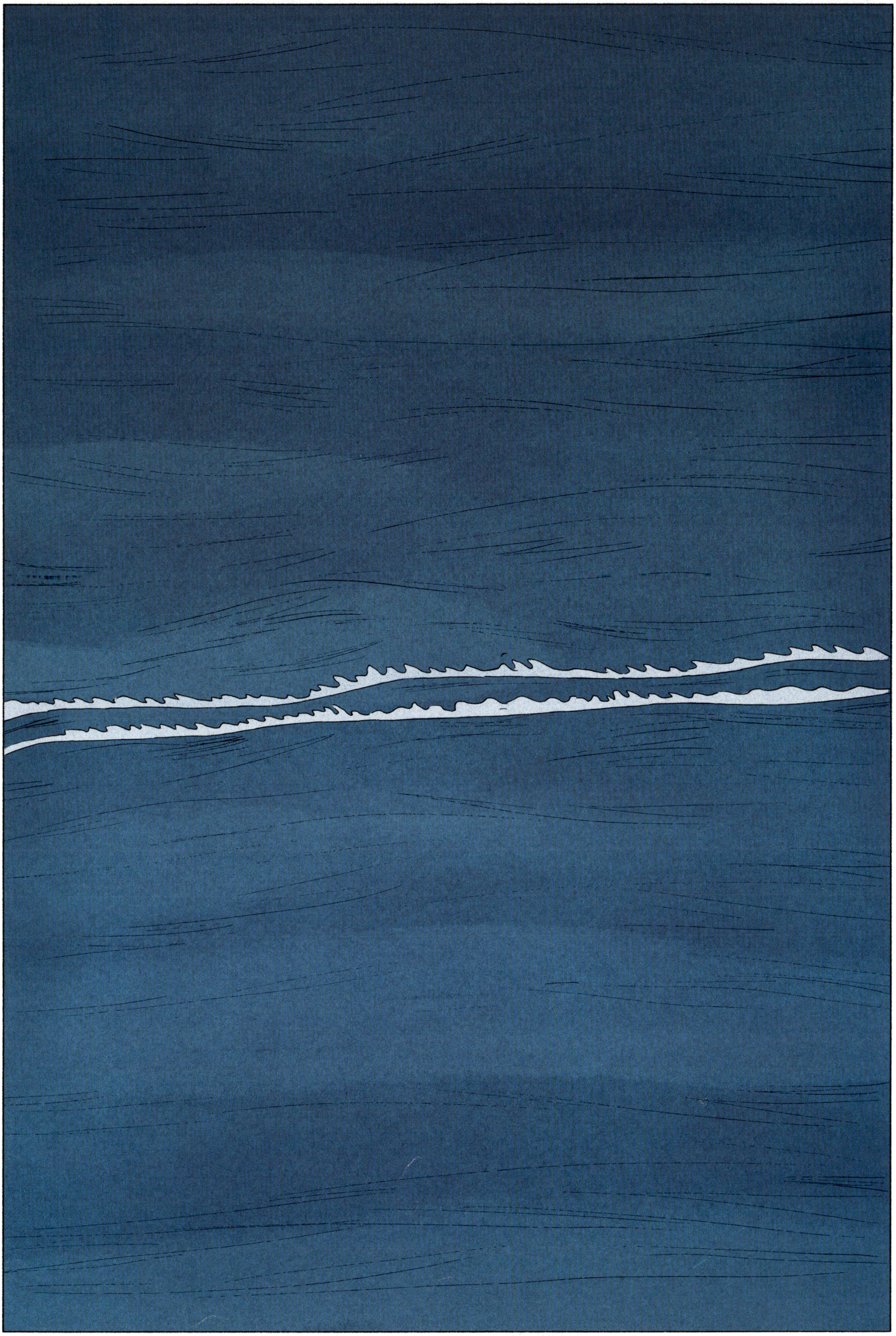

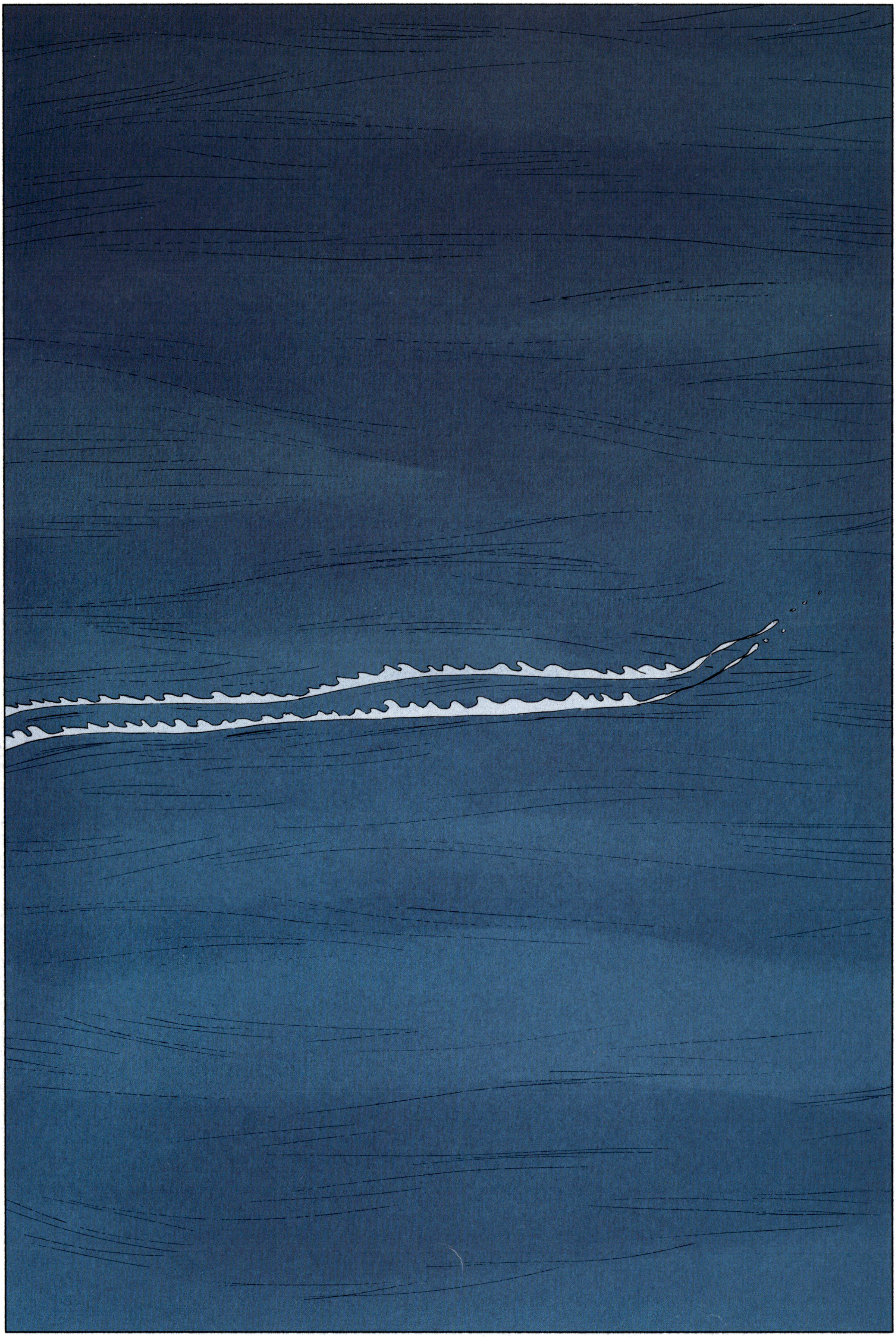

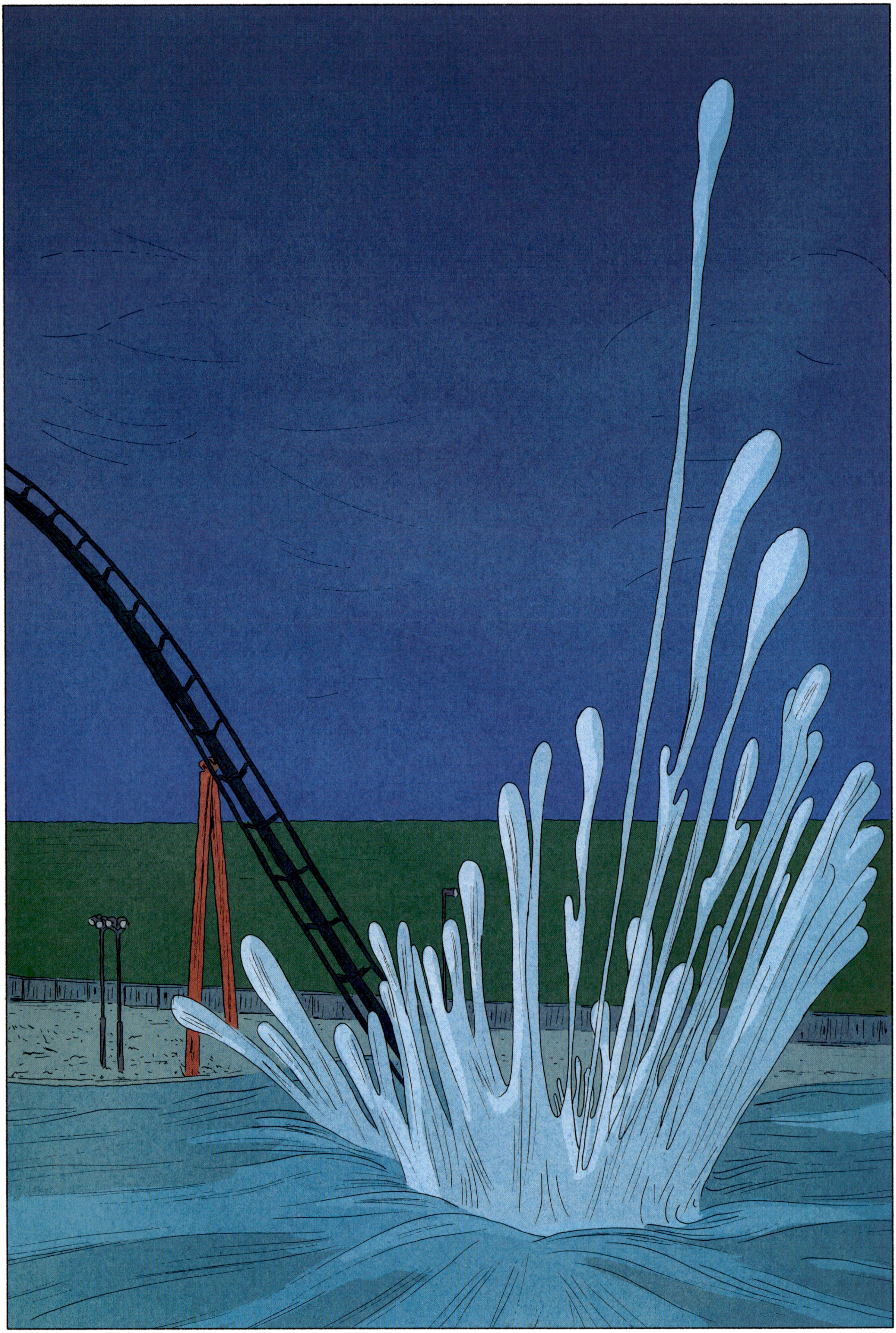

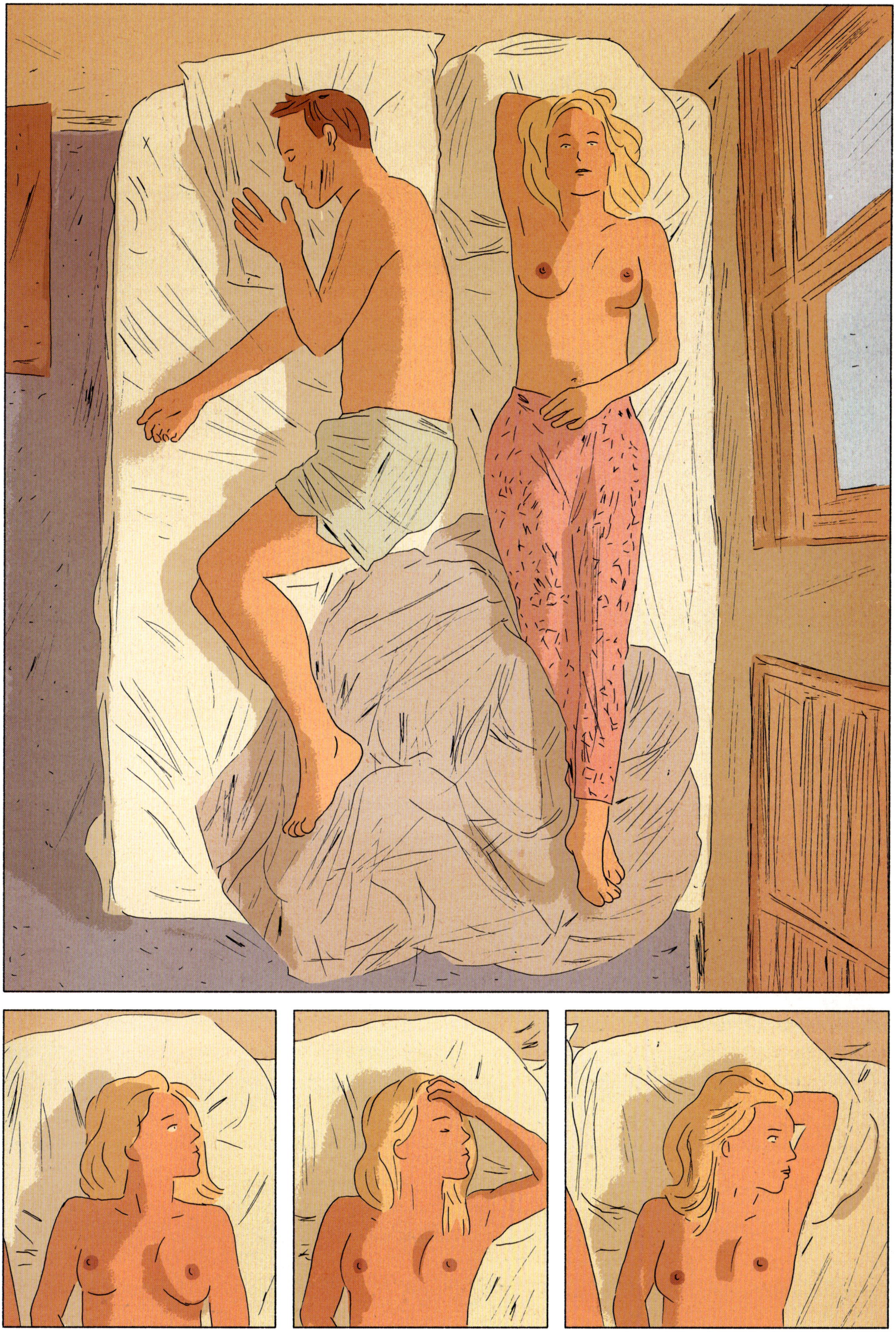

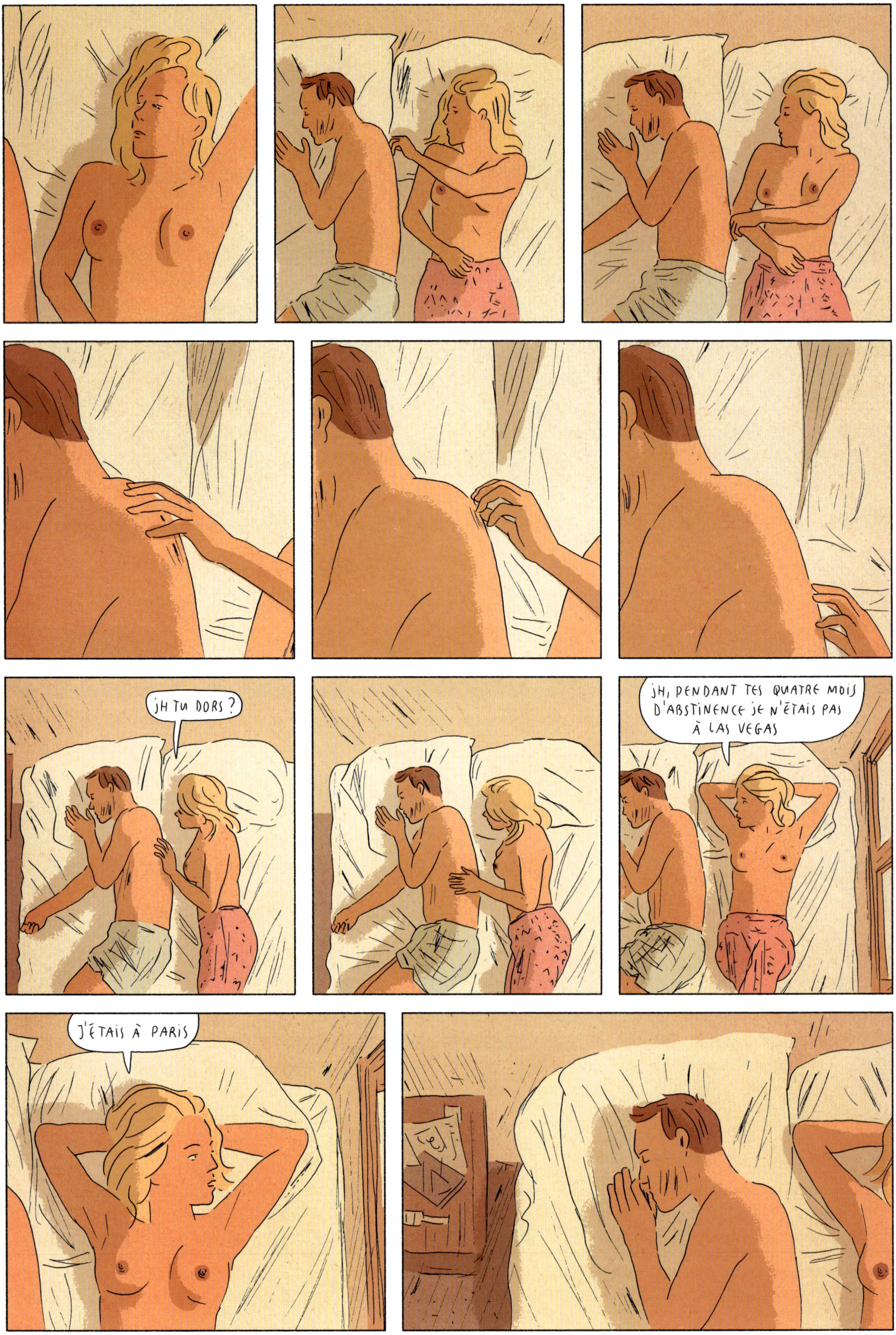
JH TU DORS ?
JH, PENDANT TES QUATRE MOIS D'ABSTINENCE JE N'ÉTAIS PAS À LAS VEGAS
J'ÉTAIS À PARIS

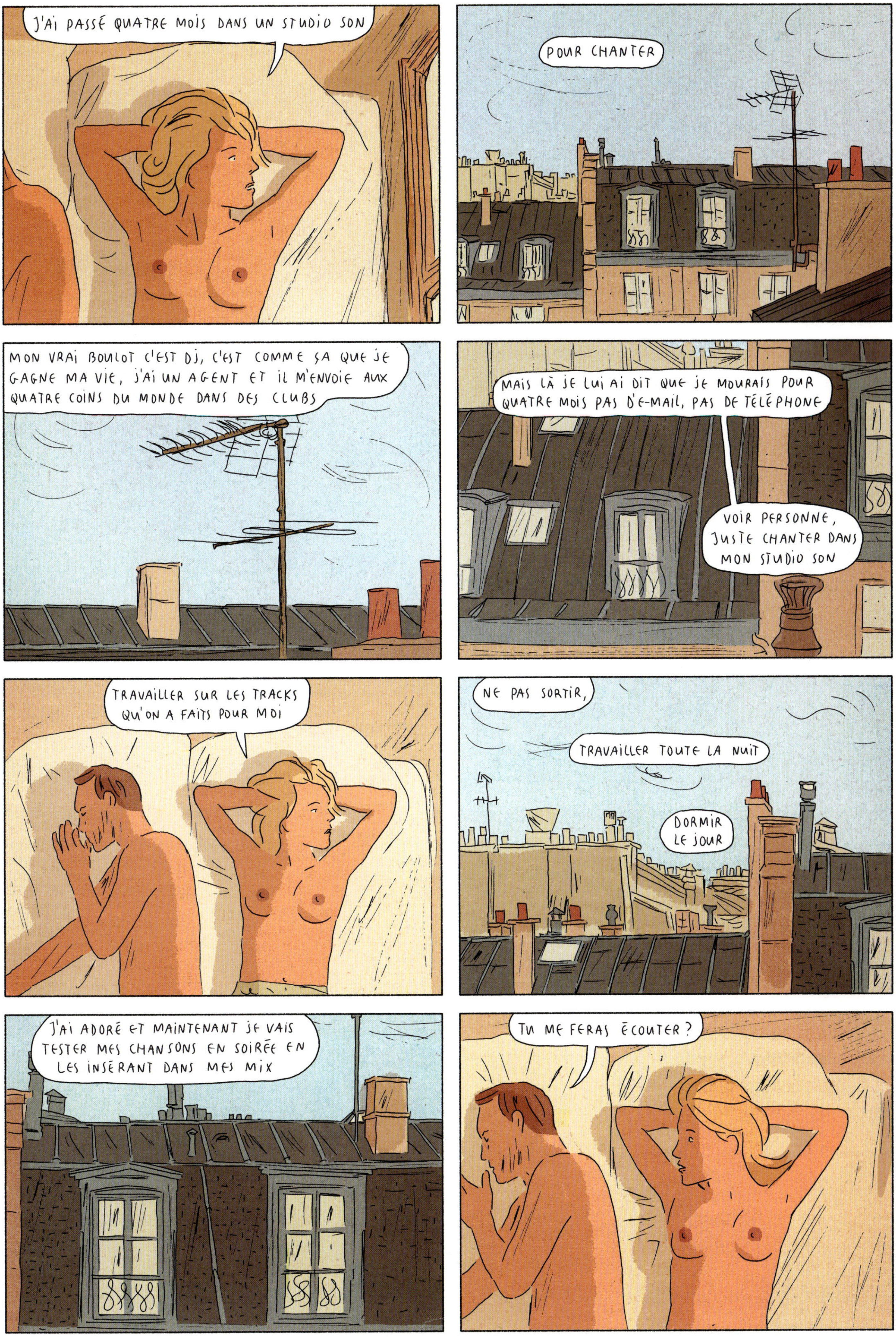
J'AI PASSÉ QUATRE MOIS DANS UN STUDIO SON
POUR CHANTER
MON VRAI BOULOT C'EST DJ, C'EST COMME ÇA QUE JE GAGNE MA VIE, J'AI UN AGENT ET IL M'ENVOIE AUX QUATRE COINS DU MONDE DANS DES CLUBS
MAIS LÀ JE LUI AI DIT QUE JE MOURAIS POUR QUATRE MOIS PAS D'E-MAIL, PAS DE TÉLÉPHONE
VOIR PERSONNE, JUSTE CHANTER DANS MON STUDIO SON
TRAVAILLER SUR LES TRACKS QU'ON A FAITS POUR MOI
NE PAS SORTIR,
TRAVAILLER TOUTE LA NUIT
DORMIR LE JOUR
J'AI ADORÉ ET MAINTENANT JE VAIS TESTER MES CHANSONS EN SOIRÉE EN LES INSÉRANT DANS MES MIX
TU ME FERAS ÉCOUTER ?

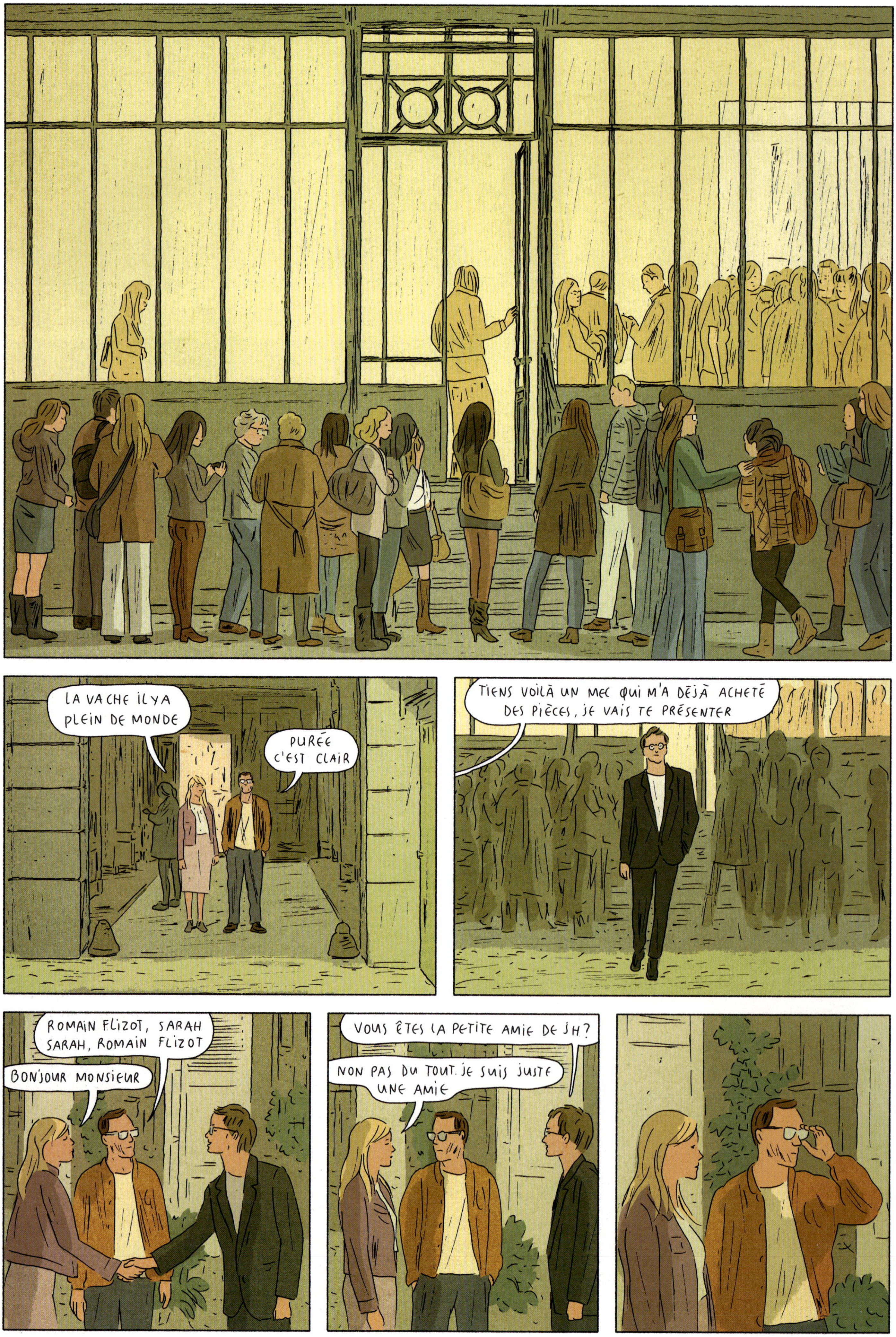
LA VACHE IL Y A PLEIN DE MONDE
PURÉE C'EST CLAIR
TIENS VOILÀ UN MEC QUI M'A DÉJÀ ACHETÉ DES PIÈCES, JE VAIS TE PRÉSENTER
ROMAIN FLIZOT, SARAH
SARAH, ROMAIN FLIZOT
BONJOUR MONSIEUR
VOUS ÊTES LA PETITE AMIE DE JH ?
NON PAS DU TOUT. JE SUIS JUSTE UNE AMIE

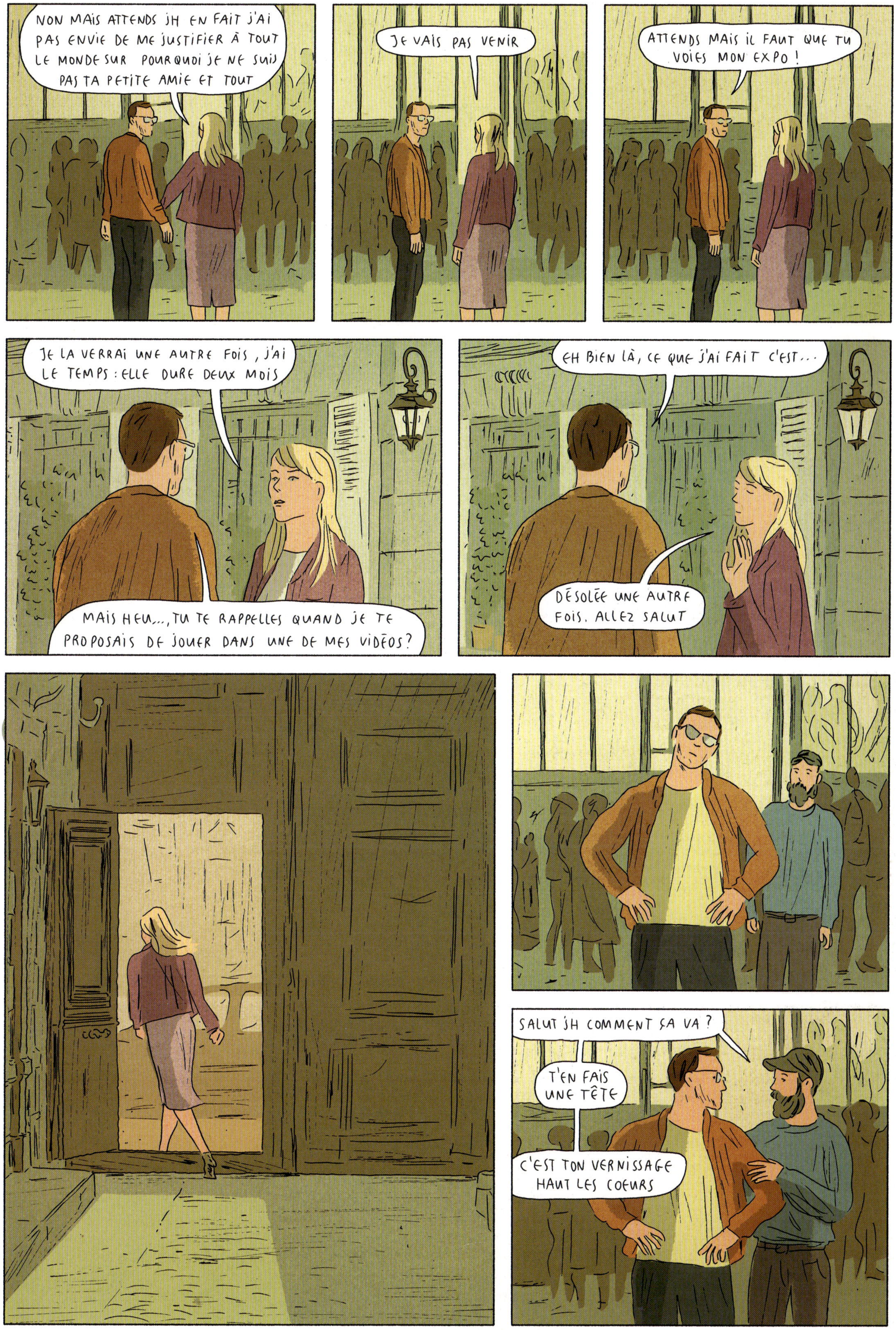
NON MAIS ATTENDS JH EN FAIT J'AI PAS ENVIE DE ME JUSTIFIER À TOUT LE MONDE SUR POURQUOI JE NE SUIS PAS TA PETITE AMIE ET TOUT
JE VAIS PAS VENIR
ATTENDS MAIS IL FAUT QUE TU VOIES MON EXPO !
JE LA VERRAI UNE AUTRE FOIS, J'AI LE TEMPS : ELLE DURE DEUX MOIS
MAIS HEU..., TU TE RAPPELLES QUAND JE TE PROPOSAIS DE JOUER DANS UNE DE MES VIDÉOS ?
EH BIEN LÀ, CE QUE J'AI FAIT C'EST...
DÉSOLÉE UNE AUTRE FOIS. ALLEZ SALUT
SALUT JH COMMENT ÇA VA ?
T'EN FAIS UNE TÊTE
C'EST TON VERNISSAGE HAUT LES COEURS

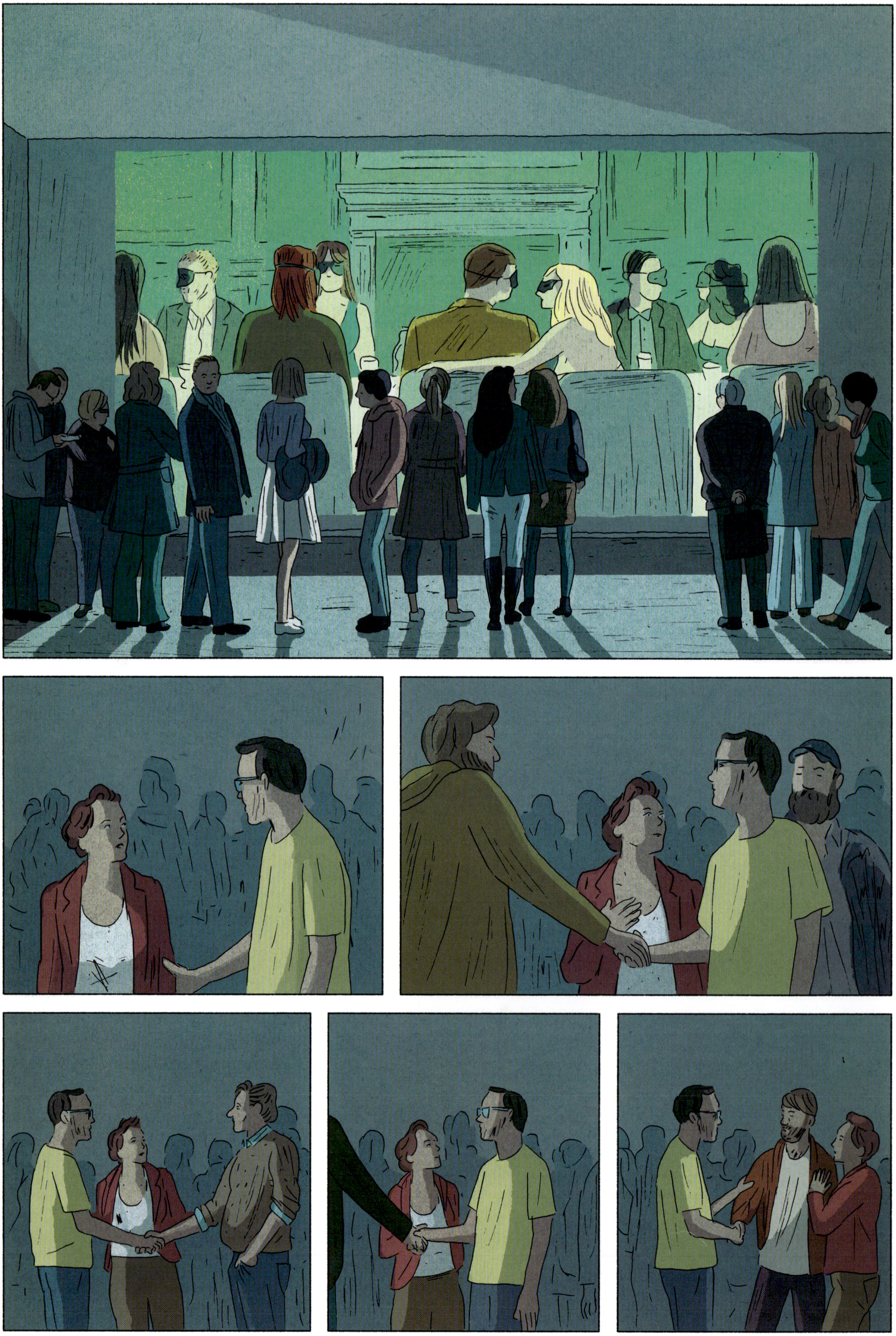

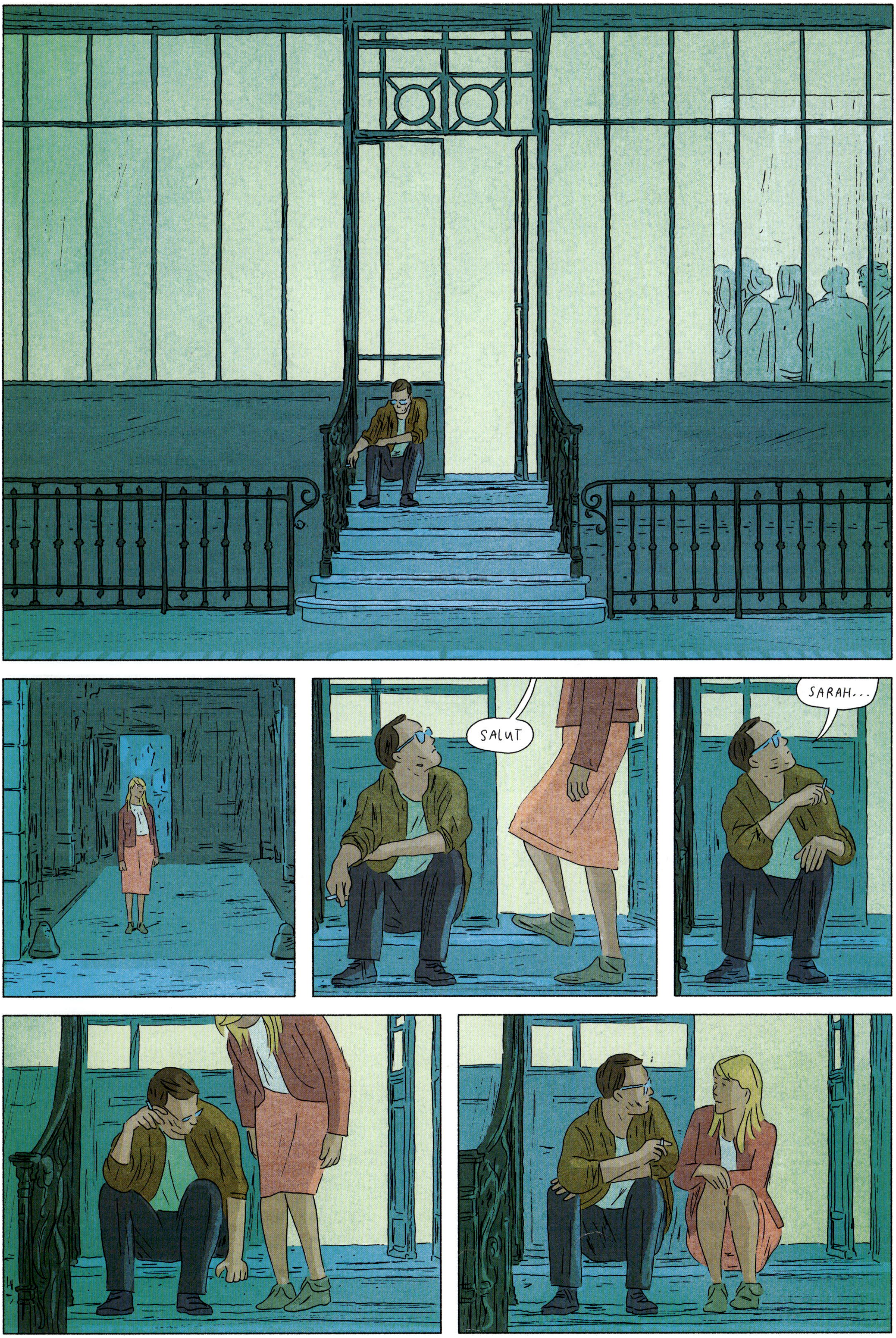
SALUT
SARAH...

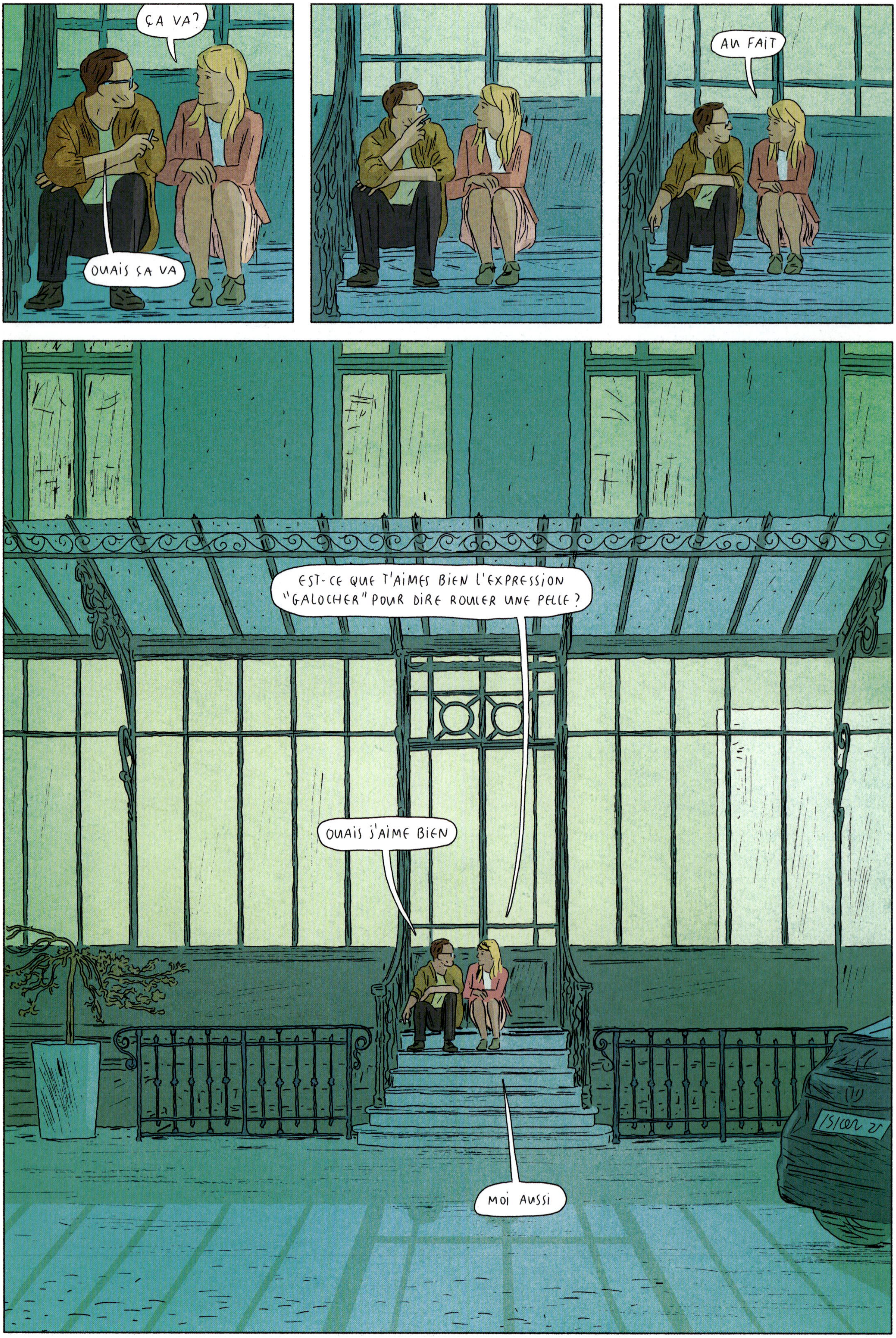
ÇA VA?
OUAIS ÇA VA
AU FAIT
EST-CE QUE T'AIMES BIEN L'EXPRESSION "GALOCHER" POUR DIRE ROULER UNE PELLE ?
OUAIS J'AIME BIEN
MOI AUSSI

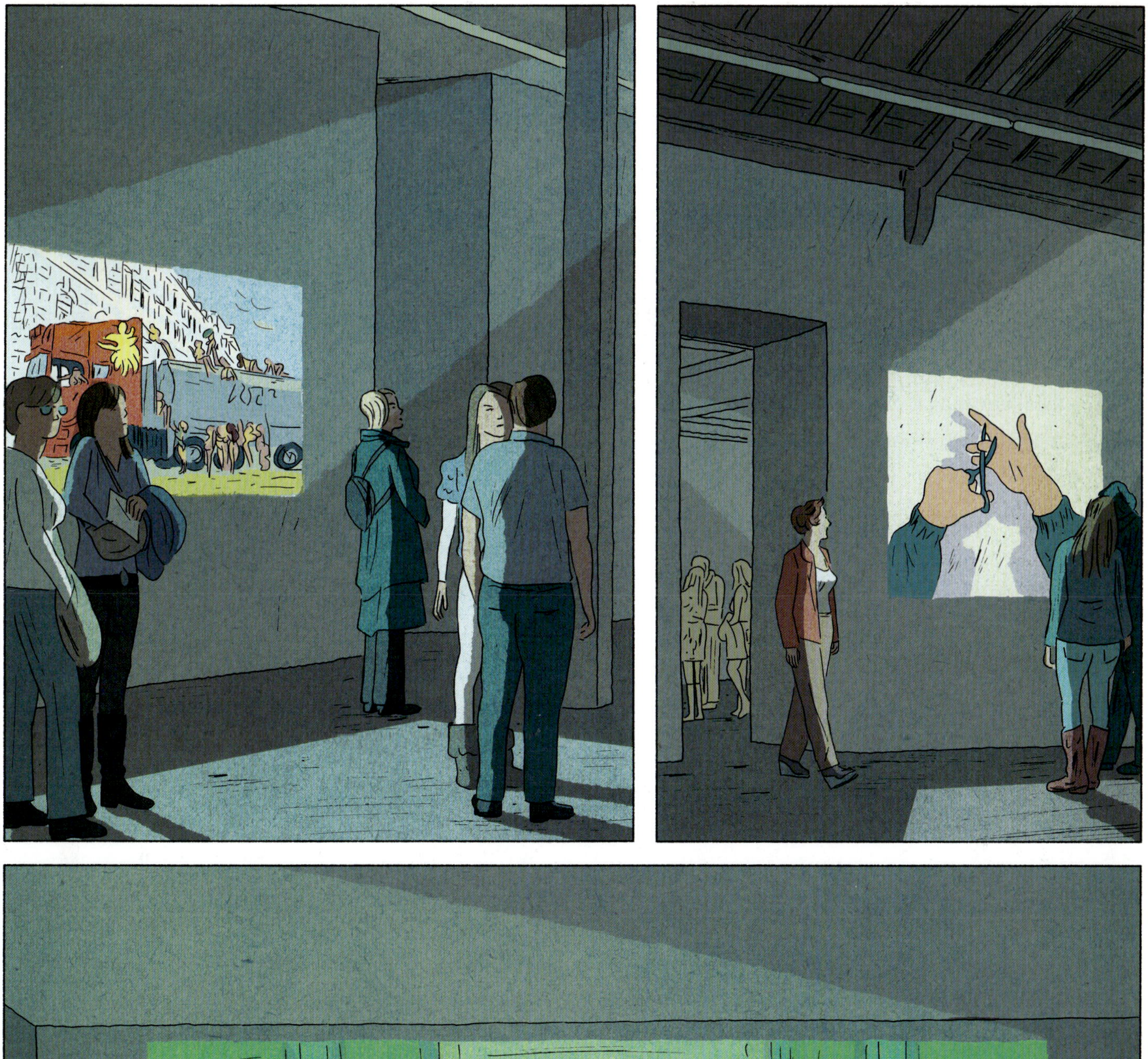

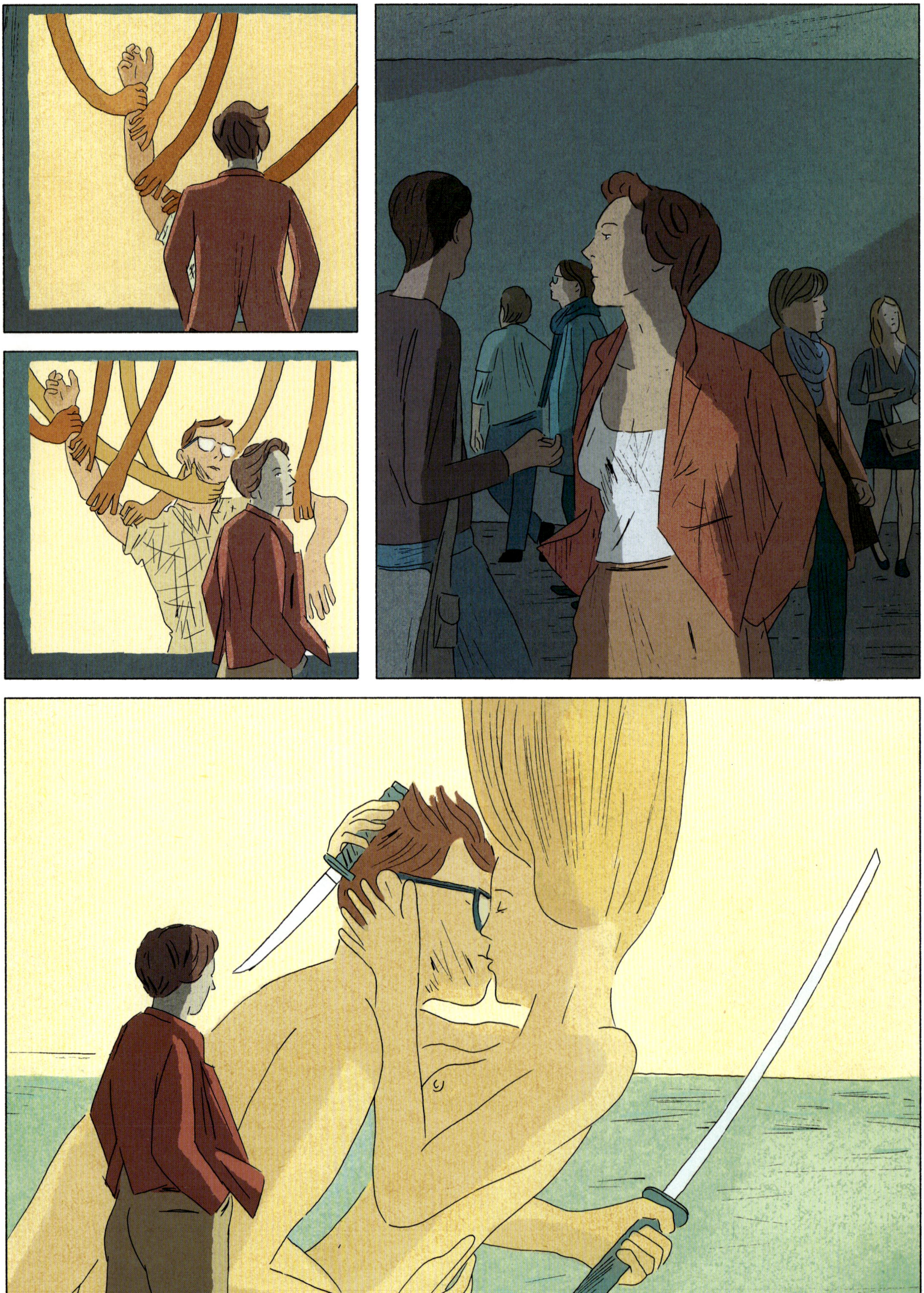

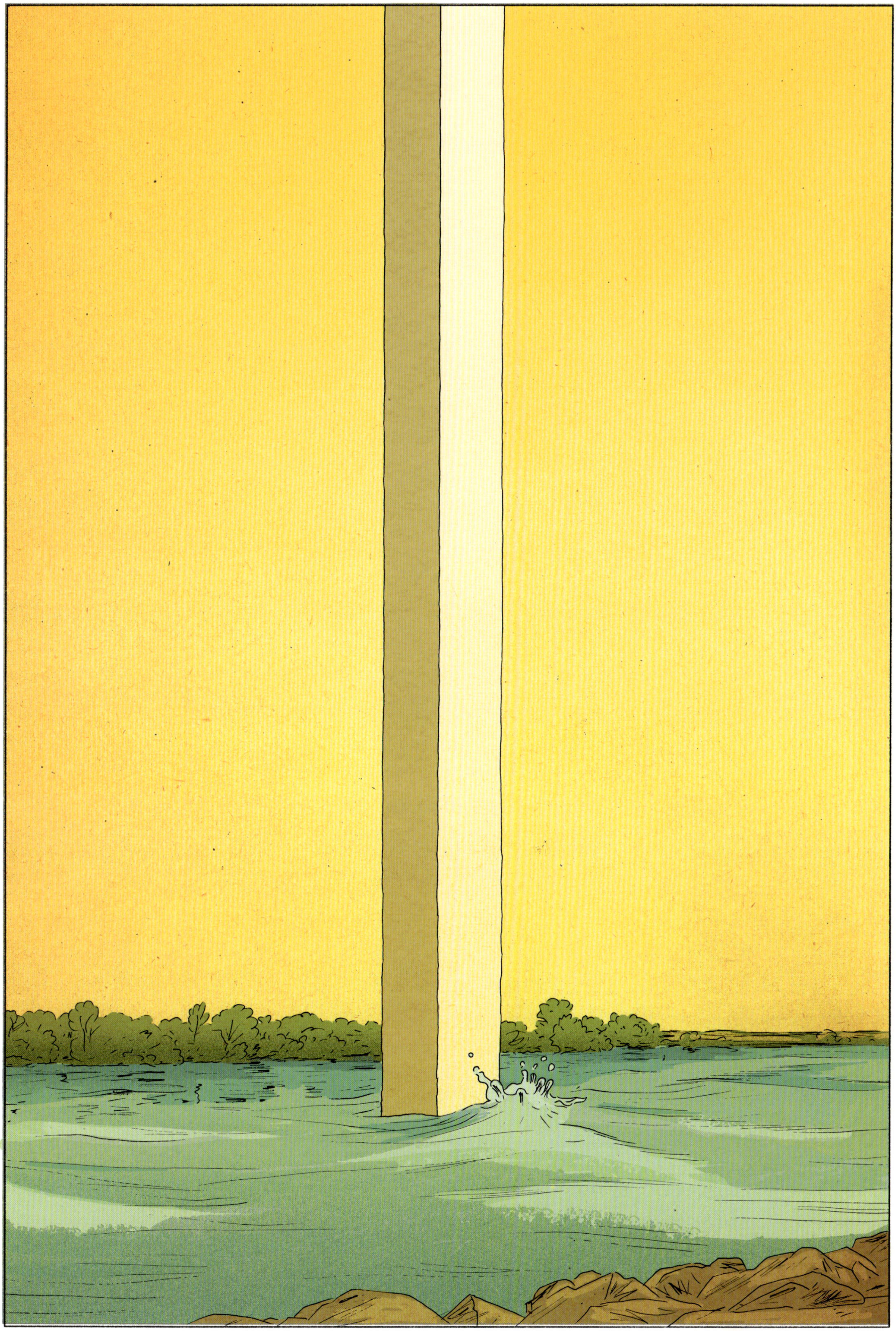